教育部哲学社会科学研究重大课题攻关项目
"中国现代职业教育质量保障体系研究"（编号：13JZD047）研究成果

基于典型工作任务的护理学专业课程标准（试行）

北京大学医学网络教育学院护理学专业教学改革课题组　编

主　编　高澍苹
副主编　薄雅萍　刘则杨　孙宝芝
编　者（按姓名汉语拼音排序）

安立芝（北京市仁和医院）
薄雅萍（北京世纪坛医院）
高澍苹（北京大学医学网络教育学院）
李　晶（北京大学第一医院）
李明子（北京大学护理学院）
刘　玲（北京大学医学网络教育学院）
刘则杨（北京大学医学网络教育学院）
孙宝芝（北京大学医学网络教育学院）
童素梅（北京大学第三医院）
王莉芳（北京电力医院）
夏素华（北京大学医学网络教育学院）
张建霞（北京大学第一医院）

北京大学医学出版社

JIYU DIANXING GONGZUO RENWU DE HULIXUE ZHUANYE
KECHENG BIAOZHUN(SHIXING)

图书在版编目（CIP）数据

基于典型工作任务的护理学专业课程标准：试行 / 高澍苹主编. —北京：北京大学医学出版社，2015.9
ISBN 978-7-5659-1212-2

Ⅰ.①基… Ⅱ.①高… Ⅲ.①护理学—课程标准—继续教育—教学参考资料 Ⅳ.①R47-41

中国版本图书馆CIP数据核字(2015)第205099号

基于典型工作任务的护理学专业课程标准（试行）

主　　编：高澍苹
出版发行：北京大学医学出版社
地　　址：（100191）北京市海淀区学院路38号　北京大学医学部院内
电　　话：发行部 010-82802230；图书邮购 010-82802495
网　　址：http://www.pumpress.com.cn
E-mail：booksale@bjmu.edu.cn
印　　刷：中煤涿州制图印刷厂北京分厂
经　　销：新华书店
责任编辑：韩忠刚　法振鹏　　责任校对：金彤文　　责任印制：罗德刚
开　　本：787 mm×1092 mm　1/16　印张：13.5　字数：342千字
版　　次：2015年9月第1版　2015年9月第1次印刷
书　　号：ISBN 978-7-5659-1212-2
定　　价：36.00元
版权所有，违者必究
（凡属质量问题请与本社发行部联系退换）

《基于典型工作任务的护理学专业课程标准（试行）》
编委会

顾　问　赵志群

主　任　高澍苹

副主任　夏素华　刘则杨　孙宝芝

委　员（按姓名汉语拼音排序）

安小华　陈　非　丁炎明　堵文静　高澍苹

孔繁菁　蔺常洁　刘则杨　宋晋军　苏广彦

孙宝芝　汤　濛　王　丽　吴　爽　夏　阳

夏素华　张　翼　张海澄　张海燕　张洪君

张树林

秘　书　刘　玲　陈　初　杜　博　李　菲

序 一

随着社会经济与科技的发展、疾病谱的变化以及广大人民群众对提高生命质量的追求，护理学专业内涵在不断延伸。自20世纪80年代中期开展整体护理工作以来，护理理念、工作内涵、专业技术和人文护理服务领域得到了一定发展，护理工作远远超出了传统的护理领域，渗透在预防、治疗、保健、康复等多个方面。这些变化，使充满生机的护理岗位面临着前所未有的发展机遇与挑战。适应岗位发展需要，提高护理人才培养质量，对提升医疗卫生服务水平和促进我国社会健康、协调、可持续发展有着至关重要的作用。

护理学作为一个独立的学科和专业，改变了原有自然科学领域的性质，成为融自然科学和社会人文科学知识为一体的应用性学科。面对这种转变，许多学校吸收借鉴国外的先进教育理念，在课程设置、教学方法等方面做了有益的改革尝试，近几年来获得了很大的发展。但在护理人员远程继续学历教育方面，多数院校沿用传统学院的专业课程体系，造成继续教育人才培养内容与传统面授教育内容重复，不能满足在职护理人员的学习需要。

北京大学医学网络教育学院作为面向在职护理人员开展毕业后继续教育的机构，以护理人员综合职业能力发展为导向，采用职业教育领域课程体系开发方法，按照职业成长发展规律进行课程设置，通过对各职业发展阶段典型工作任务分析确定的护理学专业课程标准，能满足临床岗位需求及职业发展需要，推进了学校教学内容与医疗卫生机构工作内容之间的有效衔接。改革后的课程，以临床工作中的典型工作任务为学习任务，这不仅能提高护理人员的学习能力，而且最重要的是临床工作能力也得到提升，有助于护理人员的职业发展。

无论是传统护理教育，还是远程继续学历教育，护理本科课程设置应该能反映专业知识的增长、医学模式的转变、技术的进步以及社会需求的变化，要与临床实践相结合，突出护理学专业人文特点。北京大学医学网络教育学院的这套护理学专业课程标准不仅培养护理人员的专业能力，还注重培养社会能力和方法能力，既有利于满足目前的护理行业现状和社会需求，又有利于迎接专科发展带来的新挑战。尽管这套新的课程标准还在不断的建设和完善，改革的成果还有待于进一步的检验，但北京大学医学网络教育学院的护理学专业改革是一次很有意义的尝试，这套标准的出版值得其他院校专业建设和课程体系改革参考和借鉴。同时，希望更多的学校、医院和护理教师们参与到探索中国护理人才培养的工作中来，为中国培养高质量应用型护理人才做出贡献。

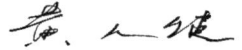

中华护理学会第24届理事长、北京协和医院原副院长　黄人健

2015年5月

序 二

远程教育面向成年在职人员提供继续教育服务，与传统的面授教育相比，其教学对象和教学方式方法都有很大的不同。然而长期以来，我们对远程教育的实践和探讨更多是在网络课程制作和对学生的学习技术支持方面；对课程体系建设等问题缺乏系统的研究和思考。这里的习惯做法是照搬传统面授教育的课程体系，既没有考虑在职成人学习的特点和实际需求，也没有发挥出远程教育的优势和减小其劣势的影响。

北京大学医学网络教育学院护理学专业课题组是一个责任心很强、科学敏感性很高的团队。她们敏锐地意识到了上述问题，试图通过寻找和采用更加科学、合理而可行的课程开发方案和技术，来保证提高其课程质量。呈现在我们面前的这套护理学专业课程和教学改革资料，反映了我国护理教育改革的最新成果。

事实上，要想开发出高质量的应用型人才培养课程并非易事，因为这需要对"专业化的工作的要求"和"学习过程"之间的关系进行深入分析，即进行科学的"职业资格研究"（qualification research）。对此，绝大多数教师并无足够的理论基础和实践经验。

目前很多护理院校采用行为主义的岗位分析方法，其基本假设是：一、职业活动可以分解为一系列的基本单元，专家能对其进行把握和分析；二、工作任务和工作行为之间有特定的联系，相同的工作要求导致相同的工作行为。这种分析方法对具有确定性和重复性特征的简单操作分析有合理的一面，但是面对复杂的护理工作却有很大问题，因为人类无法准确分析和描述护士工作的复杂智力活动（行为主义中的不可测因素），而这恰恰是护理教育最重要的学习内容。

护理教育不仅仅要训练学生机械性的技能技巧，更重要的是要培养她们应对困难、完成综合性护理工作任务的能力。现代护理教育研究（特别是在美国）发现，护士的职业发展是通过完成一系列"发展性任务"（developmental task），并按照"从初学者到专家"（H.L.Dreyfus）的职业发展逻辑规律实现的；建立护理教育课程体系时，必须综合考虑"人"的职业发展规律，并深入到个性化的工作层面（P.Benner）。可以看出，北京大学医学网络教育学院在这方面进行了大量的尝试。他们通过"实践专家研讨会"（EXWOWO）等程序化的质性资格研究方法，提炼出护理学专业的"典型工作任务"（professional task），通过广泛征求多方面专家的意见，建立了一套比较完整的课程体系，并进行了相应的教学实验。他们建立的课程体系有三个显著特点：一是满足社会对应用型护理人才的能力要求；二是适应学习者个性和职业发展的需要，最大限度地实现有效的职业学习；三是充分发挥远程教育的优点，又避免了网络学习的局限性。

一种人才培养模式的形成和推广需要长期的实践和总结。作者在引进、吸收和消化国内外先进经验的基础上，建立符合我国国情的护理远程教育模式的努力，对我国应用型人才培养体系的建立和完善具有重要的理论和实践意义。我很愿意与广大读者一起分享、研究和推广她们的有益经验，也衷心希望从事护理教育的广大教师能够一道努力，通过建立和发展适合中国国情的、高质量的护理教育体系，帮助我们的学生通过对护理工作的任务、过程和环境所进行的整体化感悟和反思，从而实现知识与技能、过程与方法、情感态度与价值观学习的统一。

北京师范大学职业与成人教育研究所所长　赵志群 教授

2015 年 5 月

前　言

我国现代远程教育试点高校的办学定位是面向在职成人开展毕业后继续教育，在教学对象和教学方式方法上与传统面授教育存在显著差异。如针对护理学专业学生，这一学习群体经历过前一学历的学科知识训练，在职在岗接受继续教育，作为教育机构，我们应该为其提供什么样的课程和学习内容才是符合他们需要的？这是值得我们深入思考的重要课题。

长期以来，在远程教育教学实践过程中，我们更多的关注如何制作一门好的网络课程，如何为学生提供支持服务，而对根本性的"教学内容的合理性"和"教学内容的编排方式"，也就是课程体系的搭建，却缺少系统的研究和考虑。经常性做法就是照搬传统面授教育的课程体系，没有考虑到在职成人的特点和实际需求。传统的专业课程体系和专业课程标准局限于学科体系和知识的系统性，与岗位和实际工作任务缺少有效联系，无法满足成人学习者的实际需要。多年的远程教学实践经验告诉我们，要切实提高远程教育人才培养的质量，需要改变以往的专业建设模式，这需要首先从课程体系和课程标准上进行改革和突破。专业课程体系的构建和课程标准的制定是人才培养的关键环节，其直接影响人才培养的规格和质量。

北京大学医学网络教育学院护理学专业课题组经过多年的探索，在职业教育专家指导下，在多位临床实践专家参与支持下，对护理学专业课程体系进行了系统性和突破性的改革，本套课程标准即是改革成果之一。

本书的探索实践也是教育部哲学社会科学研究重大课题攻关项目"中国现代职业教育质量保障体系研究"（编号：13JZD047）的组成部分。全书在借鉴吸收国际职业教育理论研究最新成果和学习领域课程体系开发方法的基础上，遵循护士职业发展的基本逻辑规律，基于对职业发展阶段和职业典型工作任务的分析，依照教育目标，以促进学生职业能力的发展为重点确定了护理学专业课程标准。

全书共分四部分。第一部分"基于典型工作任务的护理学专业人才培养方案"，主要对专业培养目标、课程设置和教学基本要求等进行整体性介绍。第二部分"基于典型工作任务的护理学专业课程标准"，是本书的主要部分，对人才培养方案中基于典型工作任务构建的12门护理学专业课程，分别从课程性质、任务描述、课程目标、工作与学习内容、课程内容与要求等方面进行描述形成课程标准，同时为读者展示了每门课程对应的课业计划。第三和第四部分围绕人才培养方案中的"专科疾病护理综合训练"课程和"毕业实训"课程给出了设计方案，供读者查看了解。

希望该套标准的出版能为专业建设和课程体系改革提供参考和借鉴，促进课程体系建设的不断完善。

本书在编写过程中得到了北京师范大学职业与成人教育研究所所长赵志群教授的亲切指导，在此深表感谢。同时感谢北京大学医学出版社领导和编辑们对本书的大力支持！

本书可作为网络教育学院、继续教育学院和开放大学、电大等相关院校专业建设和教学改革参考用书，也可作为护理学专业教学和课程设计人员参考用书。面向在职成人的本科层次专业课程体系改革是一项新的研究和实践领域，加上编者水平有限，书中难免存在不足之处，敬请各位同仁及读者朋友批评指正！

北京大学医学网络教育学院护理学专业教学改革课题组
2015 年 5 月

目 录

基于典型工作任务的护理学专业人才培养方案 1

基于典型工作任务的护理学专业课程标准 7
 专业认识 9
  课程标准 9
  课业计划 14
 临床基础护理 20
  课程标准 20
  课业计划 25
 健康评估 31
  课程标准 31
  课业计划 38
 临床常见病护理 47
  课程标准 47
  课业计划 58
 急危重症护理 75
  课程标准 75
  课业计划 83
 护患关系协调与纠纷处理 93
  课程标准 93
  课业计划 99
 护理工作的组织与管理 107
  课程标准 107
  课业计划 111
 院内外突发事件处理 115
  课程标准 115
  课业计划 121
 疑难与复杂护理问题处置 127
  课程标准 127
  课业计划 132
 护理质量监控 138
  课程标准 138
  课业计划 143

  临床护理教学 146
    课程标准 146
    课业计划 151
  护理专业问题研究 156
    课程标准 156
    课业计划 161

专科疾病护理综合训练课程设计方案 167
  专科疾病护理综合训练 168
    课程标准 168
    课业计划 177

毕业实训课程设计方案 195

后   记 199

基于典型工作任务的护理学专业人才培养方案

本方案遵循护士职业能力发展的基本规律，依据对护理职业的典型工作任务分析确定专业主干课程，按照工作过程系统化的原则确立课程结构，通过行动导向的原则实施教学。方案于 2013 年 5 月份通过专家组论证，根据专家意见，为稳妥推进方案落地，确保教学实施效果，北京大学医学网络教育学院自 2013 级设立护理学专升本教改实验班（简称实验班），在实验班中执行本方案。

一、培养对象

培养对象为取得国民教育系列护理专科毕业证书、并获得护士执业证书或资格证的护理行业在职人员。学生需有强烈的提升职业能力的欲望，接受新的学习理念，并愿意付出时间和精力加强学习过程的投入。

二、培养目标

以护理职业能力发展为导向，培养适应现代护理事业发展需要的，具有较扎实的专业知识，具备解决临床护理工作中复杂任务的综合职业能力，较强的护理教学、护理科研和护理管理能力，能够在各类医疗卫生、保健机构胜任护理和预防保健工作的应用型人才。

三、修业年限与学分要求

学生须在 3~6 年内完成至少 85 学分的课程，其中公共必修课 15 学分，专业必修课 48 学分（其中含毕业实训 8 学分），选修课 22 学分（其中含专业方向课程 10 学分）。

四、毕业与学位要求

学生须在有效学习年限内按教学计划的要求至少修满 85 学分，且课程平均学分绩点 GPA≥1.5，国家统考科目成绩合格，方可申请毕业，发给毕业证书。

符合毕业条件的学生，若课程平均学分绩点 GPA≥2.5；学位论文成绩在"良好"以上（含"良好"）；在学期间通过学院组织的北京地区成人本科学士学位英语统一考试，可申请学位，发给学位证书。

五、课程设置与学分

（一）公共必修课程（15 学分）

远程学习导引	1 学分
大学英语（统考）	4 学分
大学英语	4 学分
计算机应用基础（统考）	4 学分
职场心态与职业发展	2 学分

（二）专业必修课程（48 学分）

专业认识	2 学分
临床基础护理	4 学分
护患关系协调与纠纷处理	4 学分
健康评估	4 学分
临床常见病护理	7 学分

急危重症护理	4 学分
护理工作的组织与管理	2 学分
院内外突发事件处理	3 学分
疑难与复杂护理问题处置	3 学分
护理质量监控	2 学分
临床护理教学	2 学分
护理学专业问题研究	3 学分
毕业实训	8 学分

（三）选修课课程（需根据要求最低修满 22 学分）

1. 专业方向选修（任选其中一个方向学习 10 学分）

方向 1：专科疾病护理综合训练

方向 2：ICU

方向 3：临床肿瘤护理

方向 4：老年护理

（根据需要不断开发新的方向）

2. 选修课程（以下课程最低修满 12 学分）

专业拓展类（选修 6 学分）

多元文化护理	2 学分
医学英语会话	4 学分
医学美学	3 学分
健康教育与健康促进	3 学分
文献检索	3 学分
医学心理学	3 学分
中医护理学	3 学分
临床营养学	4 学分
人体解剖生理学	3 学分
病理生理学	3 学分

兴趣爱好类（选修 6 学分）

人际沟通与交往艺术	1 学分
西方艺术赏析	2 学分
中国美术赏析	2 学分
建筑艺术赏析	2 学分
音乐赏析	1 学分
哲学与人生	1 学分
安全与生活	1 学分
职业礼仪	1 学分
魅力数学	1 学分

六、实施计划（分阶段推出，详见网络教学平台）

1. 第一阶段推出以下课程，共计13学分：

大学英语（统考）	公共必修课	4学分
计算机应用基础（统考）	公共必修课	4学分
远程学习导引	公共必修课	1学分
职场心态与职业发展	公共必修课	2学分
专业认识	专业必修课	2学分

2. 第二阶段推出以下课程，共计17学分：

大学英语	公共必修课	4学分
临床基础护理	专业必修课	4学分
护患关系协调与纠纷处理	专业必修课	4学分
健康评估	专业必修课	4学分
护理学专业问题研究1	专业必修课	1学分

3. 第三阶段推出以下课程，共计14学分：

临床常见病护理	专业必修课	7学分
急危重症护理	专业必修课	4学分
护理工作的组织与管理	专业必修课	2学分
护理学专业问题研究2	专业必修课	1学分

4. 第四阶段推出以下课程，共计11学分：

院内外突发事件处理	专业必修课	3学分
疑难与复杂护理问题处置	专业必修课	3学分
护理质量监控	专业必修课	2学分
临床护理教学	专业必修课	2学分
护理学专业问题研究3	专业必修课	1学分

5. 第五阶段推出方向课程，10学分，任选一个方向：

方向1：专科疾病护理综合训练
方向2：ICU
方向3：临床肿瘤护理
方向4：老年护理

6. 第六阶段，毕业实训环节，8学分。

其中，自由选修课程自第三至五阶段推出，学生须至少修满12学分。

七、相关说明

1. **资源组织方式**。临床经验丰富的实践专家、专业教师共同参与课程开发和设计，以一个职业的典型工作任务为基础设计专业课程，开发学习情境，组织网络学习资源。

2. **教学运行与实施**。学生的学习是基于任务、在教师引导下进行网上自主学习和探究。教师提供必要的学习资料、参考资料、学习指南、案例分析等，引导学生完成任务的探究。按照1∶20～30的师生比配备辅导教师，选择临床实践经验丰富的教师参与辅导教师团队，加强学习过程指导和管理。教师成为学生学习的激励者、咨询者、指导者。通过完善的学生支持服务，为学生提供个性化支持。

3. **学业评价**。关注学生个体差异，注重过程性、表现性、发展性评价。通过多种评价方式，不仅考核知识的掌握程度，更重要的是评价学生综合运用知识解决实际问题的能力。

4. **实践和考核基地建设**。根据课程教学的要求，逐步在校外学习中心建立教学实践和考核基地。

5. **教学管理制度建设**。根据教学的推进，逐步探索建立和完善相应的教学管理制度。

基于典型工作任务的护理学专业课程标准

专业认识

课程标准

课程名称：专业认识
适用专业：护理学专业（专升本）
学时学分：36学时，2学分

一、课程性质

护理学专业认识是关于如何加强认知护理学专业发展、护理专科发展及岗位要求的一门理论实践一体化的课程，是按职业能力发展的逻辑规律设置的护理学专业必修课程，涉及护理学专业发展及价值、护理专科发展及价值、护理相关法律法规、护理职业规划以及护理学专业知识。学习本门课程旨在提升学生对护理学专业的认知能力，促进其专业基本认知向深度、广度和高度发展。

二、典型工作任务描述

专业认识是护士工作的起点，认识护理职业的现状及其发展有利于护士对职业价值的认同，增强职业荣誉感。专业认识课程的目的是让护理人员能尽快适应和胜任护理工作，深入了解医院建设发展的目标，并且结合自身岗位特点，尽快融入医院发展中，减少心理预期与实际工作之间的差异所产生的心理落差，正确客观地理解护理学科内容和趋势发展以及面临的挑战，明确个性化的职业生涯规划，从而提高护理人员的职业认同感和职业素养。

认识过程：护士通过对护理学科发展、护士角色发展、护理工作模式发展、职业防护的综合学习，正确认识护理职业，遵守卫生行业法规、规章及行为规范和服务标准，同时，正确实施各项护理工作流程，并按照工作流程对患者实施规范的护理措施和治疗活动，以适应护理工作模式的发展，提升护士职业价值观。科学设计适合自身的职业发展规划，在临床护理工作中体现护理的内涵和价值，适应护理工作模式转变。通过专科技术、岗位培训，并与临床资深人员进行职业规划交流。结合自身能力与岗位特点制订个性化的、可行的、持续性的职业生涯规划，并适当调整心理落差，积极主动地参与护理工作，胜任护理岗位。

专业认识课程是12项典型工作任务课程中的第一项，是专业课程的开始，良好的开端是学业成功的重要元素之一。本课程的目的：一是加强对护理学专业的认知，包括专业发展态势、职业价值等。二是加强对自己职业发展的定位，不断完善职业发展规划。期望通过四个阶段的学习任务实施及师生互动，帮助护理人员完成第一学期专业认识课程的学习，同时提升自己对护理学专业的认识及自身职业价值。

三、课程目标

促进学生深入了解护理学专业，感知护理学专业发展，认知护理职业价值，完善护理职业发展规划，学习后学生能够：

1. 正确认识护理学科发展，树立正确的职业价值观。
2. 遵守法律、法规、制度、流程、行业道德规范，遵守卫生行业法规及规章、行为规范及服务标准，遵守工作流程等，对患者实施安全护理和治疗活动。
3. 履行岗位职责，正确实施各项护理工作流程；适应护理工作模式的发展，对患者实施全面整体的安全护理和治疗活动。
4. 按照新的护理工作模式，正确实施各项护理工作流程。
5. 科学规划设计适合自身发展的职业生涯；主动规划自己的职业，有明确目标，并制订切合实际、可行的职业发展规划。

四、工作与学习内容

（一）工作对象和基本内容
1. 护理专科发展及岗位要求护士长访谈。
2. 护理学专业发展及岗位要求总护士长访谈。
3. 护理学专业认识评述及自我反思。
4. 护士职业发展规划。

（二）工具与材料
1. 法律法规
（1）《护士条例》
（2）《中华人民共和国传染病防治法》
（3）《中华人民共和国劳动法》
（4）《中华人民共和国侵权责任法》
（5）《中国护理事业发展规划纲要（2011—2015年）》
（6）《专科护理领域护士培训大纲》

2. 医院规章
（1）医院规章手册
（2）医院总体概况
（3）医院护理管理体系（架构）
（4）医院规章制度及工作流程
（5）护理规章制度及工作流程
（6）岗位说明书
（7）护士语言行为（礼仪）规范
（8）相关工作手册/培训手册
（9）医德教育材料

3. 相关教材、书籍及资料
4. 文献及案例

（三）工作方法
1. 沟通技巧
2. 问卷调查
3. 访谈交流

4. 自主学习
5. 同事/同行介绍/现身说法
6. 职业发展规划方法

(四) 工作组织形式

1. 医院不同层级间人员相互配合（院内、科内、科间）。
2. 与其他学科的关系（基础学科）、行风（精神文明）护士人事管理。
3. 与护士长沟通汇报。

(五) 工作要求

1. 遵守法律、法规，遵守卫生行业法规及规章、行为规范及服务标准，遵守工作流程等，对患者实施安全护理和治疗活动。
2. 履行岗位职责，树立良好的职业观，规范职业行为。
3. 正确实施各项护理工作流程，适应护理工作模式的发展。
4. 正确认识护理学科的发展，提升护士职业价值观。
5. 主动科学设计适合自身职业发展的规划，适应护理工作模式转变，推动护理事业发展，在临床护理工作中体现护理的内涵和价值。
6. 主动规划自己的职业，有明确的目标，并制订切合实际、可行的职业发展规划。
7. 尽快适应岗位要求，胜任岗位能力，实现医院对护理人才的目标。
8. 认识职业风险，按照规范做好职业防护。

五、课程内容和要求

学习情境（一）：护理专科发展及岗位要求护士长访谈	
学习目标	学习内容
完成本学习任务后，学生应当能够： 1. 知晓本专科护理相关规章 2. 陈述本专科护理相关知识 3. 根据学习任务要求开展本专科护士长访谈 4. 详细记录专业发展信息	1. 本专科护理国内外发展趋势及前景 2. 本专科护理领域护士岗位能力要求 3. 本专科规章制度 4. 本专科工作流程 5. 本专科工作规范 6. 护士语言行为（礼仪）规范 7. 护理学专业相关教材、书籍及资料 8. 本专科发展相关文献及案例 9. 访谈计划制订方法
学时：9	
教学建议与说明：教师为学生提供课程学习指导和建议，确保学生了解本阶段学习任务和要求，引导学生自主学习本课程提供的资源，并按照学习进度要求完成作业和考核。学生需根据作业要求，形成访谈计划，确认访谈对象及时间，详细记录访谈过程	

与其他学习情境的关系：这是本专业第一个学习情境，是其他专业学习的基础

学习情境（二）：护理学专业发展及岗位要求总护士长访谈

学习目标	学习内容
完成本学习任务后，学生应当能够： 1. 知晓本专业护理相关规章 2. 陈述护理学专业相关知识 3. 根据学习任务要求开展护理学专业发展总护士长访谈 4. 在过程中深入交流并记录专业发展态势及岗位发展价值等	1. 护理学专业国内外发展趋势及前景 2. 护理学专业领域岗位能力要求 3. 护理学专业规章制度 4. 护理学专业工作流程 5. 护理学专业工作规范 6. 护士语言行为（礼仪）规范 7. 护理学专业相关教材、书籍及资料 8. 本专科发展相关文献及案例 9. 访谈计划制订方法

学时：9

教学建议与说明：教师为学生提供课程学习指导和建议，确保学生了解本阶段学习任务和要求，引导学生自主学习本课程提供的资源，并按照学习进度要求完成作业和考核。学生需根据作业要求，形成访谈计划，确认访谈对象及时间，详细记录访谈过程

与其他学习情境的关系：这是本课程的第二个学习情境，基于第一个学习情境，是以后学习其他情境的基础

学习情境（三）：护理学专业认识评述及自我反思

学习目标	学习内容
完成本学习任务后，学生应当能够： 1. 陈述护理学专业认识相关的知识要点 2. 通过访谈计划实施本专业总护士长或科护士长访谈，深入评述护理学专业发展前景和面临的机会与挑战 3. 结合本专科和本专业护士长访谈能对专业发展有深入的认识，并反思自己职业发展定位	1.《护士条例》 2.《中国护理事业发展规划纲要（2011—2015年）》 3.《专科护理领域护士培训大纲》 4. 医院规章及制度规范 5. 护士语言行为（礼仪）规范 6. 医院工作相关手册/培训手册 7. 医德教育材料 8. 国内外护理学专业发展相关文献、资料等 9. 护理学专业发展相关案例

学时：9

教学建议与说明：教师为学生提供课程学习指导和建议，确保学生了解本阶段学习任务和要求，引导学生自主学习本课程提供的资源，并按照学习进度要求完成作业和考核

与其他学习情境的关系：这是本课程第三个学习情境，基于前两个学习情境

学习情境（四）：护理职业发展计划	
学习目标	学习内容
完成本学习任务后，学生应当能够： 1.结合本专科护理发展及护理学专业发展深入评述护理发展的前景及价值 2.结合自己临床实践经验，思考自己的专业发展优势及岗位能力发展需求 3.结合自己的临床经历及发展机会，完成个人职业发展规划	1.职业发展规划相关理论 2.职业发展规划相关方法 3.职业发展规划相关书籍、资料 4.职业发展规划相关案例
学时：9	
教学建议与说明：教师为学生提供课程学习指导和建议，确保学生了解本阶段学习任务和要求，引导学生自主学习本课程提供的资源，并按照学习进度要求完成作业和考核	
与其他学习情境的关系：这是本课程的最后一个学习情境，基于前三个学习情境	

六、相关说明

1. 教学方法与组织形式

以学生独立学习为主，结合小组课堂或在线讨论，教师面对面或在线指导，三种方式交替进行，行动导向教学法始终贯穿教学全过程。

2. 教学材料的编写与选择

相关资料：护理专科发展趋势、护理学专业发展趋势。

相关制度：医院工作制度。

相关书籍：《护士形象与礼仪规范》《人际沟通》、职业发展理论。

3. 教学评价

本课程全部采用形成性评价，注重考核学生学习任务完成过程中的表现及进步，以教师评价为主，学生互评为辅，鼓励学生自主参与和探究，共包括三部分：

（1）学生基于课程提供的资源进行自主学习，根据资源浏览进度由网络平台自动给予评价计分，此部分成绩占课程总成绩的40%。

（2）学生基于课程设置的情境任务，完成三次课程作业，通过网络平台提交，任课教师给予评价，此部分成绩占课程总成绩的40%。

（3）学生基于教师布置的讨论话题或作业完成情况，在课程论坛中参与互动交流，视学生在课程论坛中的参与情况，任课教师给予评价，此部分成绩占课程总成绩的20%。

若学生提交的课程作业或在论坛中的发言被评为优秀案例或精华帖，或学生分享资料（案例、解决方案、文献、教材、课件、网站等）得到师生一致好评，将获得不同程度的加分，但本课程总分不超过100分。

4. 课程资源

网络平台建有课程知识库，提供本课程学习相关的知识和内容，包括教师讲课视频和文字讲义，内容涵盖护理行业发展、护理法律法规、护理专科发展、护理职业发展等，学生可根据个人学习需求查看浏览。同时，本课程教学要求及考核信息也在网络平台发布，学生需认真查看了解该类资源，按教学要求在教师指导下及时完成学习任务。

课业计划

专业认识课业计划（一）

学习情境：护理专科发展及岗位要求护士长访谈		学时建议：9 学时
工作情境描述	认识也称为认知，是指人认识外界事物的过程。护理学专业认识过程主要包括感知、认知、识别三个方面。学生在进入护理学校学习过程中，通过理论与实践的学习与见习会对护理学专业有一定的感知；进入临床工作后，通过实习学习对护理学专业有比较直观的感知 　　学生毕业后参与临床实践过程中，会对护理学专业有比较深入的认知过程。同时，能通过不断的学习和实践，把握护理行业的发展趋势，认同护理事业、专业、行业的发展价值，同时找到自己职业发展的定位和目标，并在认识过程中不断完成自己的职业发展规划。在第一个情境中，要求学生能基于本专科发展及岗位要求，完成本专科护士长专题访谈	
学习任务	自主学习本专科发展的趋势文献、专著等知识。根据要求制订访谈计划，开展本专科护士长的访谈，了解专科护理发展态势及岗位能力要求，在访谈过程中做好记录，提交整理后的访谈记录	
与其他学习情境的关系	这是本门课程的第一个学习情境，是其他学习情境的基础	
学习目标	了解护理学专业，感知护理学专业发展，认知护理职业价值，完善护理职业发展规划，完成本学习任务后，学生应当能够： 1. 知晓本专科护理相关规章 2. 陈述本专科护理相关知识 3. 根据学习任务要求开展本专科护士长访谈 4. 详细记录专业发展信息	
学习内容	1. 本专科护理国内外发展趋势及前景 （1）护理理论与护理实践 （2）临床专业护士的发展 （3）专业护士的发展与临床实践 2. 本专科护理领域护士岗位能力要求 （1）专科护士的培养及相关问题 （2）医务人员服务观念的转变 （3）护士职业发展与核心能力的提高 3. 本专科规章制度 4. 本专科工作流程 5. 本专科工作规范 6. 护士语言行为（礼仪）规范 7. 护理学专业相关教材、书籍及资料	

学习内容	8.本专科发展相关文献及案例 9.访谈计划制订方法 10.法律法规 （1）《护士条例》 （2）《中华人民共和国传染病防治法》 （3）《中华人民共和国劳动法》 （4）《中华人民共和国侵权责任法》 （5）《医疗机构从业人员行为规范》 （6）《中国护理事业发展规划纲要（2011—2015年）》 （7）《专科护理领域护士培训大纲》 11.医院规章 （1）医院规章手册 （2）医院总体概况 （3）医院护理管理体系（架构） （4）医院规章制度及工作流程 （5）护理规章制度及工作流程 （6）岗位说明书 12.现代护理导论
教学条件	1.教学设备：计算机、网络、多媒体 2.教学环境：网络教学平台、多媒体教室、情境模拟教室、医院等 3.教师安排：每30名学生配备1名辅导老师 4.学习资料：护理专科发展趋势、护理学专业发展趋势；医院工作制度、《护士形象与礼仪规范》《人际沟通》、职业发展理论、情境案例
教学方法与组织形式	1.采取行动导向教学法、自主学习法、讲授与在线讨论法相结合的教学方法 2.教师通过网络学习平台构建学习环境，通过任务引导学生自主学习，组织学生参加学习活动，指导学生完成学习任务，必要时提供面授辅导
教学流程	1.教师对学习任务进行说明，学生明确学习任务 2.学生在线学习相关知识，教师答疑 3.教师指导学生下载并参照作业区模板内容的要求准备访谈计划 4.教师指导学生参与论坛讨论，分享实施专题访谈任务的想法，互相评价彼此的专题访谈计划，探讨访谈中所运用的知识和技巧是否恰当 5.教师指导学生运用所学知识思考并总结，形成有效的访谈计划 6.学生独立完成所在医院科室进行的专题访谈任务，并记录访谈过程，根据模板要求完善整理出专科护士长的访谈记录 7.教师对学生学习任务进行评价并反馈
学业评价	测评项： 1.能结合护理学专业认识课程，积极参与课程讨论区互动交流分享 2.完成护士长访谈记录 3.课程资源学习进度

专业认识课业计划（二）

学习情境：护理学专业发展认识总护士长访谈	学时建议：9 学时

工作情境描述	护士毕业后参与临床实践过程中，会对护理学专业有比较深入的认知过程。同时，能通过不断的学习和实践，把握护理行业的发展趋势，认同护理事业、专业、行业的发展价值，同时找到自己职业发展的定位和目标，并在认识过程中不断完成自己的职业发展规划 　　护士在对本专科发展的基础上，能对整个护理学专业发展态势有深入的了解，以促进对专业专科深度和广度的认识，以把握护理行业的发展趋势，认同护理事业、专业、行业的发展价值，同时反思自己职业发展的定位和目标，并在认识过程中不断完成自己的职业发展规划。在第二个情境中，要求学生能基于本专科发展及岗位要求，完成本专业总护士长专题访谈
学习任务	根据要求制订访谈计划，对工作 20~30 年以上的大内科或大外科护士长进行专业访谈，了解总护士长在临床护理、教学、科研等方面对护理学专业发展的认识。在访谈过程中做好记录，提交整理后的访谈记录
与其他学习情境的关系	这是本门课程的第二个学习情境，基于第一个学习情境，是以后情境的基础
学习目标	深入了解护理学专业，感知护理学专业发展，认知护理职业价值，完善护理职业发展规划，完成本学习任务后，学生应当能够： 1. 知晓本专业护理相关规章 2. 陈述护理学专业相关知识 3. 根据学习任务要求开展护理学专业发展的总护士长访谈 4. 在过程中深入交流并记录专业发展态势及岗位发展价值等
学习内容	1. 护理学专业国内外发展趋势及前景 2. 护理学专业领域岗位能力要求 3. 护理学专业规章制度 4. 护理学专业工作流程 5. 护理学专业工作规范 6. 护士语言行为（礼仪）规范 7. 护理学专业相关教材、书籍及资料 8. 本专科发展相关文献及案例 9. 访谈计划制订方法
教学条件	1. 教学设备：计算机、网络、多媒体 2. 教学环境：网络教学平台、多媒体教室、情境模拟教室、医院等 3. 教师安排：每 30 名学生配备 1 名辅导老师 4. 学习资料：护理专科发展趋势、护理学专业发展趋势；医院工作制度、《护士形象与礼仪规范》《人际沟通》、职业发展理论、情境案例

教学方法与组织形式	1. 采取行动导向教学法、自主学习法、讲授与在线讨论法相结合的教学方法 2. 教师通过网络学习平台构建学习环境，通过任务引导学生自主学习，组织学生参加学习活动，指导学生完成学习任务，必要时提供面授辅导
教学流程	1. 教师对学习任务进行说明，学生明确学习任务 2. 学生在线学习相关知识，教师答疑 3. 教师指导学生下载并参照作业区模板内容的要求准备访谈计划 4. 教师指导学生参与论坛讨论，分享实施专题访谈任务的想法，互相评价彼此的专题访谈计划，探讨访谈中所运用的知识和技巧是否恰当 5. 教师指导学生运用所学知识思考并总结，形成有效的访谈计划 6. 学生独立完成所在医院进行的专题访谈任务，并记录访谈过程，根据模板要求完善整理出总护士长的访谈记录 7. 教师对学生学习任务进行评价并反馈
学业评价	测评项： 1. 能结合护理学专业认识课程，积极参与课程讨论区互动交流分享 2. 完成护士长访谈记录 3. 课程资源学习进度

专业认识课业计划（三）

学习情境：护理学专业认识评述及自我反思	学时建议：9学时
工作情境描述	学生在结合护理专科发展护士长访谈和护理学专业科护士长访谈的基础上，从专科及专业的角度进行反思和评述，实现对护理学专业比较深入的认知过程。同时，能通过不断的学习和实践，把握护理行业的发展趋势，认同护理事业、专业、行业的发展价值，同时找到自己职业发展的定位和目标，为完成职业规划打下基础。要求：在第三个情境中能基于访谈，加强专业认识知识应用性学习及个人职业发展方向的思考
学习任务	本阶段的学习任务是个人职业发展能力定位阶段，学生应结合两位护士长对专业的认识，进行分析比较及自我反思，并结合理论开展评述性学习与实践，完成自己对专业发展的定位。
与其他学习情境的关系	这是本门课程第三个学习情境，以前面的学习情境为基础
学习目标	深入了解护理学专业，感知护理学专业发展，认知护理职业价值，完善护理职业发展规划，完成本学习任务后，学生应当能够： 1. 陈述护理学专业认识相关的知识要点 2. 通过访谈计划实施本专业总护士长或科护士长访谈，深入评述护理学专业发展的前景和面临的机会与挑战 3. 结合本专科和本专业护士长访谈，能对专业发展有深入的认识，并思考自己职业发展方向及定位

学习内容	1. 《护士条例》及解读 2. 《中国护理事业发展规划纲要（2011—2015年）》 3. 《专科护理领域护士培训大纲》 4. 医院规章及制度规范 5. 护士语言行为（礼仪）规范 6. 医院工作相关手册/培训手册 7. 医德教育材料 8. 国内外护理学专业发展相关文献、资料等 9. 护理学专业发展相关案例
教学条件	1. 教学设备：计算机、网络、多媒体 2. 教学环境：网络教学平台、多媒体教室、情境模拟教室、医院等 3. 教师安排：每30名学生配备1名辅导老师 4. 学习资料：护理专科发展趋势、护理学专业发展趋势；医院工作制度、《护士形象与礼仪规范》《人际沟通》、职业发展理论、情境案例
教学方法与组织形式	1. 采取行动导向教学法、自主学习法、讲授与在线讨论法相结合的教学方法 2. 教师通过网络学习平台构建学习环境，通过任务引导学生自主学习，组织学生参加学习活动，指导学生完成学习任务，必要时提供面授辅导
教学流程	1. 教师对学习任务进行说明，学生明确学习任务 2. 学生在线学习相关知识，教师答疑 3. 教师指导学生结合前期对本专科护士长和总护士长的专业访谈，思考自己的职业发展方向及定位 4. 教师指导学生结合自己职业发展定位，学习相关知识，完善自己的定位思考 5. 教师指导学生参与论坛讨论，互相分享、评价彼此的学习心得及体会，也可分享有价值的书籍 6. 教师对学生学习任务进行评价并反馈
学业评价	测评项： 1. 能结合护理学专业认识课程，积极参与课程讨论区互动交流分享 2. 完成对护理学专业认识的评述及自我反思 3. 课程资源学习进度

专业认识课业计划（四）

学习情境：护理学专业发展职业规划	学时建议：9学时
工作情境描述	通过对护理学专业认知的不断深入（专业发展态势、职业价值等），明确自己职业发展的定位，护士不断完善职业发展规划。通过四个阶段的学习任务实施及师生互动环节（初稿、修改、完善），完成第一学期专业认识课程的学习，同时提升自己对护理学专业的认识，发展自己的职业价值观

学习任务	综合两位护士长访谈、必备知识和拓展知识的学习，形成自己的专业认识及职业发展规划，完成一份个人职业发展规划
与其他学习情境的关系	这是本门课程最后一个学习情境，以前面的学习情境为基础
学习目标	完成本学习任务后，学生应当能够： 1. 结合本专科护理发展及护理学专业发展深入评述护理发展的前景及价值 2. 结合自己临床实践经验，思考自己的专业发展优势及岗位能力发展需求 3. 结合自己的临床经历及发展机会，完成个人职业发展规划
学习内容	重点学习护理发展职业规划的相关知识： 1. 护士职业发展规划设计 2. 管理与职业发展 3. 学习与职业成长 4. 护士职业压力及应对 5. 护士职业生涯规划与专业化发展
教学条件	1. 教学设备：计算机、网络、多媒体 2. 教学环境：网络教学平台、多媒体教室、情境模拟教室、医院等 3. 教师安排：每30名学生配备1名辅导老师 4. 学习资料：护理专科发展趋势、护理学专业发展趋势；医院工作制度、《护士形象与礼仪规范》《人际沟通》、职业发展理论、情境案例
教学方法与组织形式	1. 采取行动导向教学法、自主学习法、讲授与在线讨论法相结合的教学方法 2. 教师通过网络学习平台构建学习环境，通过任务引导学生自主学习，组织学生参加学习活动，指导学生完成学习任务，必要时提供面授辅导
教学流程	1. 教师对学习任务进行说明，学生明确学习任务 2. 学生在线学习相关知识，教师答疑 3. 教师指导学生参与论坛讨论，互相分享、评价彼此的专业认识及职业规划案例 4. 教师指导学生下载并参照作业区模板内容的要求完成个人职业发展规划 5. 教师对学生学习任务进行评价并反馈
学业评价	测评项： 1. 能结合护理学专业认识课程，积极参与课程讨论区互动交流分享 2. 完成一份个人职业发展规划 3. 课程资源学习进度

临床基础护理

课程标准

课程名称：临床基础护理
适用专业：护理学专业（专升本）
学时学分：64~72学时，4学分

一、课程性质

临床基础护理是各专业护理工作的基础，也是评价医院护理质量的重要标志之一，其任务是为接受治疗的患者创造最佳的环境和条件，提供良好的护理服务，满足患者生理、心理的需要，促进康复。临床基础护理是护理学专业一门理论知识与实践一体化的课程，学习本门课程旨在将基础理论知识和基本操作技能规范应用于临床护理工作中，提高护理人员在临床护理工作中观察、思考和处理问题的能力。

二、典型工作任务的描述

临床基础护理是临床护理工作的基本内容，也是护理工作不可或缺的重要内容。做好临床基础护理对维护和促进患者健康，保证护理质量和安全具有重要的意义。对患者实施规范的临床基础护理是护士的基本工作能力，也是提高患者满意度的基本条件。

临床基础护理的具体工作过程为：护理人员首先要评估患者的病情及生理、心理、社会情况，针对致病因素和疾病本身的特异性导致的患者在生理功能、机体代谢、形体和心理状态等方面的异常变化及需求（如舒适的需要、清洁卫生的需要、饮食与营养的需要、排便及排尿活动的变化、生命体征的变化等），采取相应的基础护理措施，帮助或指导患者解除由于这些变化而带来的痛苦和不适应，使之处于协调、适应的最佳身心状态，促进患者恢复健康；同时按要求真实、全面地做好护理记录。

三、课程目标

学习本课程后，学生在临床护理工作中，能运用所学的基础护理理论知识和操作技能，按照护理程序的工作方法，规范地对患者实施护理措施，做好患者的病情观察、出入院护理、清洁卫生及舒适的护理、饮食护理、排泄护理、给药护理等；同时做好护理文件的记录及护理工作的交接。具体如下：

1. 规范完成护理工作的交接。
2. 对患者实施规范的晨晚间护理。
3. 在护理巡视中观察患者病情，发现病情变化，并给予正确处理。
4. 按要求完成护理文件的记录。

四、工作与学习内容

（一）工作对象和基本内容

1. 按照常规护理操作及流程实施基础护理。
2. 在临床护理工作中，观察患者的需求及病情变化，找出患者的护理问题及潜在的危险。通过实施临床基础护理，满足其需求，促进其康复。

（二）工具与材料

1. 单位规章制度、基础护理手册、一般护理常规及健康宣教材料。
2. 模拟情境：设定临床护理基础操作模拟情境。
3. 相关书籍及刊物：《基础护理学》《临床常用护理技术》《营养学》、药物说明书、药典、药讯、药物不良反应资料等。
4. 辅助工具：护士移动工作站、实物模型、护理模拟技能实验室、安全防护标识及其他护理辅助设备。

（三）工作方法

1. 评估：通过沟通、身体检查、病情观察等收集患者的资料。
2. 判断与识别：根据评估所得的资料，分析判断患者的生理和心理状况，识别患者的护理需求及潜在的危险因素，确定需解决的问题。
3. 制订计划：对需解决的问题，明确需采取的措施和要达到的目标，区分轻重缓急，制订具体措施和计划。
4. 实施计划和措施：对患者实施规范的晨晚间护理，完成护理工作的交接，落实计划。
5. 评价效果与反思：对沟通、评估、判断、计划与实施的过程及结果进行评价和反思，并提出改进意见。
6. 做好护理文件记录。

（四）工作组织方式

1. 在护士长的领导和指导下，完成护理工作，保证护理质量。
2. 配合医生及其他医务人员完成工作。
3. 与其他护理人员、医技、后勤、法律部门等相关人员沟通协调，满足患者合理的需要。

（五）工作要求

1. 遵守操作规范及工作流程。
2. 独立完成护理任务及相关操作。
3. 及时准确完成患者各项评估，满足患者的需要。
4. 用药护理：正确给药，及时观察疗效和不良反应。
5. 制订护理计划，正确采取相应的护理措施。
6. 掌握并有效实施健康宣教。
7. 提升患者满意度和舒适度。
8. 按照护理计划提供整体护理。
9. 能对所采取措施的效果进行评价、修正。

五、课程内容和要求

学习情境（一）：交接班	
学习目标	学习内容
完成本学习任务后，学生应当能够： 1. 独立、完整地执行岗位交接班 2. 阐述交接班制度存在的价值意义 3. 阐述目前交接班制度的优点和问题 4. 反思和评价交接班工作质量 5. 做到预见性护理的观察	1. 环境评估 2. 安全评估：各种评估表及护理措施 3. 病情观察 4. 特殊检查前准备 5. 出入院护理 6. 交接班制度 7. 岗位职责、工作要求 8. 危急值报告制度与流程 9. 护理伦理学相关知识与内容 10. 常用药物的作用、不良反应和配伍禁忌 11. 各种监护仪器及抢救设备的使用及故障处理 12. CPR 抢救技术
学时：16~18	
教学建议与说明：教师应指导学生了解课程相关信息，明确课程学习目的、学习目标；熟悉学习内容中的相关知识和技能；按照学习要求和评价标准自主学习、自我构建，完成作业和考核	
与其他学习情境的关系：交接班是临床基础护理中的一个开端，良好有效的交接班为开展临床基础护理工作打下了坚实的基础，这是本课程的第一个学习情境，是其他学习情境的基础	

学习情境（二）：晨晚间护理	
学习目标	学习内容
完成本学习任务后，学生应当能够： 1. 根据患者特点制订晨晚间护理内容 2. 按规范完成各项操作 3. 通过晨晚间护理发现患者存在的或者潜在的护理，问题并制订护理计划予以解决 4. 按标准完成晨晚间护理，使患者舒适 5. 建立安全管理、职业防护的意识 6. 根据患者情况使用 ADL、压疮评分量表正确评估 7. 正确做好各种用物处理	1. 基础操作：吸氧、铺床、口腔护理、会阴护理、无菌技术、床上擦浴、床上洗头 2. 专科操作：微量泵的使用、心电监护的操作及图形识别 3. 护理常规 4. 消毒隔离：消毒液配制方法及要求 5. 安全、职业防护 6. 患者的清洁卫生 7. 生命体征评估及护理 8. 休息与活动 9. 患者的卧位 10. 标本采集 11. 排泄护理 12. 管路护理 13. 疼痛患者的护理 14. 病室环境要求及评估：温、湿度，通风注意事项等 15. 皮肤护理：压疮护理 16. 晨晚间护理内容及标准

学时：16~18
教学建议与说明：教师为学生提供课程学习指导和建议，确保学生了解本阶段学习任务和要求，引导学生自主学习本课程提供的资源，并按照学习进度要求完成作业和考核
与其他学习情境的关系：晨晚间护理是临床基础护理必不可少的一部分，继交接班任务后，护士进行的基本工作内容之一。这是本课程的第二个学习情境，基于第一个学习情境，是以后学习其他情境的基础

学习情境（三）：巡视治疗中的问题

学习目标	学习内容
完成本学习任务后，学生应当能够： 1. 独立、准确地完成患者的巡视工作，包括病情观察，患者安全，护理操作等 2. 阐述巡视工作的重要性与必要性 3. 阐述目前巡视工作的优点和不足 4. 反思和评价巡视工作的表现 5. 做预见性护理的观察	1. 基础、专科护理常规 2. 医院感染的预防与控制 3. 危重患者各项安全管理、评估及安全措施 4. 各种监护仪器及抢救设备的使用及故障处理 5. 常用药物的作用、不良反应及配伍禁忌 6. 心肺复苏技术 7. 急救药物的使用和效果观察 8. 护理伦理学知识

学时：16~18
教学建议与说明：教师为学生提供课程学习指导和建议，确保学生了解本阶段学习任务和要求，引导学生自主学习本课程提供的资源，并按照学习进度要求完成作业和考核
与其他学习情境的关系：巡视治疗是护士工作的重要环节和内容，是贯穿在所有护理环节中的。此任务是临床基础护理的一个开端，良好、有效地巡视为开展临床基础护理工作打下坚实的基础。这是本课程的第三个学习情境，基于前两个学习情境，也是以后学习其他情境的基础

学习情境（四）：护理文书记录

学习目标	学习内容
完成本学习任务后，学生应当能够： 1. 准确地完成护理文书记录 2. 阐述护理文书记录存在的价值及意义 3. 阐述目前护理文书记录的优点和不足 4. 反思自己在护理文书记录工作过程中的问题及改进措施	1. 护理文书书写规范及标准、出入院评估及各类评估量表的使用标准 2. 各类安全评估标准表及护理措施 3. 病情观察内容 4. 护理文书记录要求及评价标准 5. 临床相关知识 6. 岗位职责、工作要求 7. 法律法规、护理伦理学 8. 常用医嘱的处理 9. 内科疾病的护理常规

学时：16~18
教学建议与说明：教师为学生提供课程学习指导和建议，确保学生了解本阶段学习任务和要求，引导学生自主学习本课程提供的资源，并按照学习进度要求完成作业和考核
与其他学习情境的关系：护理文书记录是临床基础护理中的一项重要内容，完整有效的护理文书记录为开展临床基础护理工作打下了坚实的基础。这是本课程的最后一个学习情境，基于前三个学习情境

六、相关说明

（一）教学方法与组织形式

采取行动导向教学法、自主学习法、讲授与在线讨论法相结合的教学方法。

教师通过网络学习平台构建学习环境，通过任务引导学生自主学习，组织学生参加学习活动，指导学生完成学习任务，必要时提供面授辅导。

（二）教学参考资料

1. 专业书籍：《护理学基础》。
2. 相关书籍：《护理伦理学》《人际沟通》《伦理学》《社会心理学》《护士形象与礼仪规范》。
3. 相关资料：医院环境及出入院护理、医院规章制度与工作流程、安全评估量表、本科室相关特殊检查流程及规范、交接班制度、操作光盘。
4. 情境案例。

（三）教学评价

本课程采用形成性评价及终结性评价两种方式，注重考核学生学习任务完成过程中的表现及进步，以教师评价为主，学生互评为辅，鼓励学生自主参与和探究，共包括三部分：

1. 学生基于课程设置的情境任务，完成四次课程作业，通过网络平台提交，任课教师给予评价，此部分成绩占课程总成绩的40%。
2. 学生基于教师布置的讨论话题或作业完成情况，在课程论坛中参与互动交流，视学生在课程论坛中的参与情况，任课教师给予评价，此部分成绩占课程总成绩的20%。
3. 终结性评价：课程学习结束，基于课程任务对理论知识掌握的要求，组织学生参加纸质试卷考试，由任课教师给予评价，此项成绩占课程总成绩的40%。

（四）课程资源

网络平台建有课程知识库，提供本课程学习相关的知识和内容，包括教师讲课视频和文字讲义。同时，本课程教学要求及考核信息也在网络平台发布，学生需认真查看了解该类资源，按教学要求在教师指导下及时完成学习任务。

课业计划

临床基础护理课业计划（一）

学习情境：交接班		学时建议：16～18 学时
工作情境描述	交接班是临床护理工作中一项重要的内容，是临床护理人员每天上班后的第一项任务。通过交接班，护士可以了解患者的疾病情况、心理、社会需求以及家属情绪，可以减少某些不规范的护理行为发生，融洽护患关系，促进护理队伍素质的提高，体现"以患者为中心"的整体护理理念	
学习任务	从临床实践工作中选出关于交接班的典型案例，反思、总结交接班制度的优点和问题，并提出改进措施	
与其他学习情境的关系	此任务是临床基础护理中的一个开端，良好有效的交接班为开展临床基础护理工作打下了坚实的基础	
学习目标	完成本学习任务后，学生应当能够： 1. 独立、完整地执行岗位交接班 2. 阐述交接班制度的价值及意义 3. 阐述目前交接班制度的优点和问题 4. 反思和评价交接班工作质量 5. 做到预见性护理的观察	
学习内容	1. 环境评估 2. 安全评估：各种评估表及护理措施 3. 病情观察 4. 特殊检查前准备 5. 出入院护理 6. 交接班制度 7. 岗位职责及工作要求 8. 危急值报告制度与流程 9. 护理伦理学相关知识与内容 10. 常用药物的作用、不良反应和配伍禁忌 11. 各种监护仪器及抢救设备的使用及故障处理 12. CPR 抢救技术	
教学条件	1. 教学设备：计算机、网络、多媒体 2. 教学环境：网络教学平台、多媒体教室、情境模拟教室、医院等 3. 教师安排：每 30 名学生配备 1 名辅导老师 4. 学习资料：《护理学基础》及《护理伦理学》教材、安全评估量表、交接班制度、操作光盘、医院规章制度与流程书、本科室相关特殊检查流程及规范	

教学方法与组织形式	1. 采取行动导向教学法、自主学习法、讲授与在线讨论法相结合的教学方法 2. 教师通过网络学习平台构建学习环境，通过任务引导学生自主学习，组织学生参加学习活动，指导学生完成学习任务，必要时提供面授辅导
教学流程	1. 教师对学习任务进行说明，学生明确学习任务 2. 学生网上自学文字讲义、教学课件、光盘、相关学习资料、阅读材料，完成本阶段练习题 3. 鼓励学生针对学习中的难点在网上提问，教师进行解答 4. 教师引导学生通过论坛分享实际工作中的典型案例，讨论交接班工作的方法及要点、护理经验及教训 5. 教师对学生学习任务进行评价并反馈
学业评价	测评项： 1. 课程论坛讨论的参与情况 2. 学习任务完成的质量

临床基础护理课业计划（二）

学习情境：晨晚间护理		学时建议：16~18 学时
工作情境描述	晨晚间护理是基础护理的重要组成内容。护士根据自己所负责的患者情况，有针对性地进行晨晚间护理，以保持病室安静和空气流通，观察病情的同时满足患者的身心需要，促进舒适	
学习任务	从临床实践工作中选出一例晨晚间护理的案例，根据患者的阳性体征及症状，分析患者可能存在的护理问题以及生活、生理、心理的需求，制订符合患者特点的晨晚间护理，解决存在的或潜在的护理问题	
与其他学习情境的关系	晨晚间护理是临床基础护理必不可少的一部分，继交接班任务后，护士进行的基本工作内容之一	
学习目标	完成本学习任务后，学生应当能够： 1. 根据患者特点制订晨晚间护理内容 2. 按规范完成各项操作 3. 通过晨晚间护理发现患者存在的或者潜在的护理问题，并制订护理计划予以解决 4. 按标准完成晨晚间护理，使患者舒适 5. 有安全管理、职业防护的意识 6. 根据患者情况使用 ADL、压疮评分量表正确评估 7. 正确做好各种用物处理	

学习内容	1. 基础操作：吸氧、铺床、口腔护理、会阴护理、无菌技术、床上擦浴、床上洗头 2. 专科操作：微量泵的使用、心电监护的操作及图形识别 3. 护理常规：急性心肌梗死、心力衰竭护理常规 4. 消毒隔离：消毒液配制方法及要求 5. 安全、职业防护 6. 患者的清洁卫生 7. 生命体征评估及护理 8. 休息与活动 9. 患者的卧位 10. 标本采集 11. 排泄护理 12. 管路护理 13. 疼痛患者的护理 14. 病室环境要求及评估：温、湿度，通风注意事项等 15. 皮肤护理：压疮护理 16. 晨晚间护理内容及标准
教学条件	1. 教学设备：计算机、网络、多媒体 2. 教学环境：网络教学平台、多媒体教室、情境模拟教室、医院等 3. 教师安排：每30名学生配备1名辅导老师 4. 学习资料：《护理学基础》及《护理伦理学》教材、安全评估量表、交接班制度、操作光盘、院内消毒隔离规范、医院规章制度与流程书、本科室相关特殊检查流程及规范
教学方法与组织形式	1. 采取行动导向教学法、自主学习法、讲授与在线讨论法相结合的教学方法 2. 教师通过网络学习平台构建学习环境，通过任务引导学生自主学习，组织学生参加学习活动，指导学生完成学习任务，必要时提供面授辅导
教学流程	1. 教师对学习任务进行说明，学生明确学习任务 2. 学生网上自学文字讲义、教学课件、光盘、相关学习资料、阅读材料，完成本阶段练习题 3. 鼓励学生针对学习中的难点在网上提问，教师进行解答 4. 教师引导学生通过论坛分享临床工作中的案例，讨论晨晚间护理的护理要点、护理经验及教训 5. 教师对学生学习任务进行评价并反馈
学业评价	测评项： 1. 课程论坛讨论的参与情况 2. 学习任务完成的质量

临床基础护理课业计划（三）

学习情境：巡视治疗中的问题	学时建议：16~18学时

工作情境描述	巡视治疗是护理人员的工作职责。护士在巡视过程中，及时发现患者的病情变化或需求，及时给予帮助和解决，确保患者的安全。通过巡视，护士可以了解患者的疾病情况、心理以及家属的情绪，促进患者的康复
学习任务	从临床实践工作中选出一个巡视治疗的案例，了解并掌握岗位职责及巡视制度、要求；在临床巡视工作中识别正常和异常，对患者病情变化、突发事件及各项安全隐患能做出及时、准确地评估与判断，识别并发症早期征兆；能够及时给予正确处理措施，避免或减轻患者病情的恶化和意外的发生；同时能分享自己在临床工作中的经验及存在的问题，持续改进护理工作
与其他学习情境的关系	巡视治疗是护士工作的重要环节和内容，是贯穿在所有护理环节中的。此任务是临床基础护理的一个开端，良好有效地巡视为开展临床基础护理工作打下坚实的基础
学习目标	完成本学习任务后，学生应当能够： 1. 独立、准确地完成患者的巡视工作，包括病情观察、患者安全、护理操作等 2. 阐述巡视工作的重要性与必要性 3. 正确分析目前巡视工作的优点和不足 4. 反思和评价巡视工作的表现 5. 做预见性护理的观察
学习内容	1. 基础、专科护理常规 2. 医院感染的预防与控制 3. 危重患者各项安全管理、评估及安全措施 4. 各种监护仪器及抢救设备的使用及故障处理 5. 常用药物的作用、不良反应及配伍禁忌 6. 心肺复苏技术 7. 急救药物的使用和效果观察 8. 护理伦理学知识
教学条件	1. 教学设备：计算机、网络、多媒体 2. 教学环境：网络教学平台、多媒体教室、情境模拟教室、医院等 3. 教师安排：每30名学生配备1名辅导老师 4. 学习资料：《临床护理实践指南》《现代临床专科护理操作培训手册》、医院规章制度与流程、本科室专科监测技术常规、基础护理、专科护理及危重患者护理常规
教学方法与组织形式	1. 采取行动导向教学法、自主学习法、讲授与在线讨论法相结合的教学方法 2. 教师通过网络学习平台构建学习环境，通过任务引导学生自主学习，组织学生参加学习活动，指导学生完成学习任务，必要时提供面授辅导

教学流程	1. 教师对学习任务进行说明，学生明确学习任务 2. 学生网上自学文字讲义、教学课件、光盘、相关学习资料、阅读材料，完成本阶段练习题 3. 鼓励学生针对学习中的难点在网上提问，教师进行解答 4. 教师引导学生通过论坛分享临床工作中的案例，讨论护理工作中存在的问题、护理经验及教训 5. 教师对学生学习任务进行评价并反馈
学业评价	测评项： 1. 课程论坛讨论的参与情况 2. 学习任务完成的质量

临床基础护理课业计划（四）

学习情境：护理文书记录		学时建议：16~18 学时
工作情境描述	护理文书记录是临床护理工作中一项重要的工作内容，是临床护理人员每天工作中要完成的任务。通过护理文书记录，护士可以了解患者的疾病、治疗、护理活动等情况，以及患者的心理、社会需求，是护理工作的准确记录，并且具有法律依据	
学习任务	从临床实践工作中选出护理文书记录的案例，并根据所负责患者的情况以及岗位要求，独立完成护理文书记录	
与其他学习情境的关系	此任务是临床基础护理中的一项重要内容，完整有效的护理文书记录为开展临床基础护理工作打下了坚实的基础	
学习目标	完成本学习任务后，学生应当能够： 1. 准确地完成护理文书记录 2. 阐述护理文书记录的价值及意义 3. 阐述目前护理文书记录的优点和不足 4. 反思自己在护理文书记录工作过程中的问题及改进措施	
学习内容	1. 护理文书书写规范及标准、出入院评估及各类评估量表的使用标准 2. 各类安全评估标准表及护理措施 3. 病情观察内容 4. 护理文书记录要求及评价标准 5. 临床相关知识 6. 岗位职责、工作要求 7. 法律法规、护理伦理学 8. 常用医嘱的处理 9. 内科疾病的护理常规	

教学条件	1. 教学设备：计算机、网络、多媒体 2. 教学环境：网络教学平台、多媒体教室、情境模拟教室、医院等 3. 教师安排：每 30 名学生配备 1 名辅导老师 4. 学习资料：《护理学基础》及《护理伦理学》教材、护理文书记录标准、医院环境及出入院护理、安全评估量表、检查流程及规范、交接班制度、操作光盘、医院规章制度与流程书
教学方法与组织形式	1. 采取行动导向教学法、自主学习法、讲授与在线讨论法相结合的教学方法 2. 教师通过网络学习平台构建学习环境，通过任务引导学生自主学习，组织学生参加学习活动，指导学生完成学习任务，必要时提供面授辅导
教学流程	1. 教师对学习任务进行说明，学生明确学习任务 2. 学生网上自学文字讲义、教学课件、光盘、相关学习资料、阅读材料，完成本阶段练习题 3. 鼓励学生针对学习中的难点在网上提问，教师进行解答 4. 教师引导学生通过论坛分享临床工作中的案例，讨论护理经验及教训 5. 教师对学生学习任务进行评价并反馈
学业评价	测评项： 1. 课程论坛讨论的参与情况 2. 学习任务完成的质量

健康评估

课程标准

课程名称：健康评估
适用专业：护理学专业（专升本）
学时学分：64~72学时，4学分

一、课程性质

健康评估是动态地收集和分析护理对象的健康资料，以发现其对于自身健康问题的生理、心理及其社会适应等方面的反应，确定其护理需求，从而做出护理诊断的工作。健康评估是一门护理学专业的理论实践一体化的课程，是护理基础课程与临床护理学科的桥梁，是护理学专业必修课。本课程涉及基础护理学、物理诊断学、护理程序、心理学、教育学，以及护理学专业知识。学习本门课程旨在提升学生在临床实践中采集患者相关信息的准确性以及面对患者复杂的健康与疾病问题时的判断、决策、质疑和分析推理能力。

二、典型工作任务描述

在临床护理工作中，通过及时准确地采集患者的相关信息，观察患者病情变化并进行综合分析判断，可以准确找出患者存在和潜在的护理问题，为制订护理计划提供依据，也为医生采取及时、有效的治疗措施提供参考。

护理人员通过观察、与患者及其家属的交流，获取患者意识、表情、语言表达能力、饮食、排泄、睡眠、自理、躯体活动、皮肤状况、既往史、现病史及过敏史等信息；通过对患者进行系统的查体，发现其阳性症状和体征；通过查看患者的血液、体液、分泌物、排泄物、组织标本和细胞取样等实验室检查结果，了解患者阳性的指标；通过对患者的意识、表情、生命体征、各种仪器的设定参数或模式、各种管道及引流、症状和体征变化的观察，了解所采取的相应治疗和护理措施的效果和疾病进展情况；通过整理、综合分析资料及使用各种风险评估量表，识别患者的病情变化、护理需求和风险隐患，判断患者存在或潜在的护理问题。为确立护理目标、制订护理措施提供依据，同时也为医生治疗提供信息，以便能够及时采取有效的治疗及护理措施，促进患者康复，规避风险事件的发生。

三、课程目标

学习本课程以后，学生在临床实践中能够准确、全面地采集患者相关信息、观察患者病情变化并进行综合分析判断，准确找出患者存在和潜在的护理问题。建立和强化风险意识，早期识别护理并发症，并按照医院规章制度和应急预案积极应对和处理。具体内容如下：

1.准确、全面地采集患者入院时的主、客观资料，完成全面系统的身体评估，识别患者存在或潜在的护理问题；正确运用风险评估量表，早期识别护理并发症，并按照医院规章制度和护理常规积极应对和处理。

2. 在患者住院期间的不同情况下（如巡视病房或病情突然变化时）收集患者病情资料，观察患者病情变化并进行综合分析判断，识别正常和异常的状况，找出患者的护理问题，并按照医院规章制度和应急预案积极应对和处理。早期识别护理并发症，制订行之有效的防范措施。

3. 对围术期或做特殊检查治疗（如介入、胃肠镜、气管镜等）的患者进行正确评估和指导，帮助患者做好心理和身体准备，配合医护人员顺利完成手术或检查治疗，尽快恢复患者的生理功能，防止各种并发症和残障。

4. 识别出院患者面临的问题，制订切实可行的健康教育计划并给予有针对性的指导；帮助患者完善自我管理，将住院护理延伸到患者出院后的治疗与康复中。

5. 面对患者复杂的健康与疾病问题，及时应对并给予恰当的处理措施。

四、工作与学习内容

（一）工作对象和基本内容

1. 入院患者的健康评估：采集患者入院时的主、客观资料，运用风险评估量表，对患者进行风险评估。同时对获取的资料进行分析判断，找出该患者目前存在的护理问题和潜在的护理风险。

2. 住院期间患者的健康评估：在住院期间的不同情况下（如巡视病房或病情突然变化时），观察患者病情变化并进行综合分析判断，识别正常和异常的状况，找出患者的护理问题，并按照医院规章制度和应急预案积极应对和处理。

3. 围术期或特殊检查治疗患者的健康评估：对需要手术（外科）或做特殊检查治疗（内科）的患者进行健康评估，了解患者的心理状态，对患者进行必要的心理疏导。向患者讲解有关的注意事项，介绍手术、麻醉体位的配合方法和重要性，介绍手术室或检查治疗室的环境，手术或检查治疗时的注意事项等。帮助患者做好心理和身体准备，配合医护人员顺利完成手术或检查治疗。使患者在手术或检查治疗后尽快恢复生理功能，防止各种并发症和残障，实现早日康复的目的。

4. 出院患者的健康评估：对病情稳定即将康复出院患者的身体恢复情况及接受健康教育的能力进行评估，识别患者面临的问题并制订切实可行的健康教育计划，同时给予有针对性的指导；了解延续护理服务国内外的新进展，帮助患者完善自我管理，将住院护理延伸到患者出院后的治疗与康复中。

（二）工具与材料

1. 相关法律法规：《护士条例》《医疗事故处理条例》。

2. 医院规章制度：护理文书书写规范、手术患者入出手术室交接流程、分级护理制度、巡视制度、医患沟通制度、检验危急值报告制度与流程、各种管路的护理常规、各种应急预案、重要护理操作告知程序、手术患者术前术后护理常规、围术期护理评估及质量管理制度与流程等。

3. 相关书籍：《健康评估》《基础护理学》《物理诊断学》《实用临床护理程序》《心理学》《教

育学》《内科护理学》《外科护理学》《妇产科护理学》《儿科护理学》《康复护理学》等。

4. 疾病护理常规。

5. 辅助工具：体格检查工具——体温计、血压计、听诊器、叩诊锤、手电筒、尺子等，体格检查评估表、压疮评估量表、跌倒/坠床评估量表、心理量表、疼痛评估量表、入院护理评估单、手术患者入出手术室交接记录单、护理记录单等。

（三）工作方法

1. 评估：通过观察、利用诊疗设备、与患者及陪护人员的交流、身体检查、查看实验室检查及其他辅助检查结果等方式了解患者的主、客观资料。通过各种风险评估量表的使用，了解患者存在的和潜在的风险隐患。

2. 判断与识别：根据评估所得的资料，分析判断患者的生理和心理状况，识别患者的护理需求以及潜在的风险，确定需解决的问题。

3. 制订计划：对需解决的问题，明确需采取的措施和要达到的目标，区分轻重缓急，制订具体措施和计划。

4. 实施计划和措施：执行制订的计划和具体措施，为患者解决实际问题；按照医院规章制度、应急预案积极应对和处理患者的突发状况，避免不良事件的发生。

5. 评价效果与反思：对评估、判断、识别、计划与实施的过程及结果进行评价和反思，并提出改进意见。

（四）工作组织方式

1. 与医生沟通医嘱的执行情况、患者的病情变化及采取的治疗措施和效果。

2. 配合医生及其他护理人员完成患者的治疗、护理工作。

3. 与其他护理人员交流护理经验和方法。

4. 与患者和家属交代治疗的注意事项和风险。

5. 与医技、后勤等相关人员沟通协调。

（五）工作要求

1. 遵守法规、规章制度、行为规范及服务标准及工作流程等对患者实施护理和治疗活动。

2. 掌握专业相关知识和技能，正确合理地使用评估量表和诊疗设备，采取恰当的信息收集途径和方式，收集真实、准确的相关信息。

3. 及时准确地识别（发现）护理问题，及时采取恰当的处理措施。

4. 严格执行上报流程和相关预案，配合相关组织和部门进行风险管理和持续质量改进，做好记录。

5. 进行有效的健康宣教，帮助患者完善自我管理，将住院护理延伸到患者出院后的治疗与康复中。

6. 在评估过程中，使用仪器、设备、工具等符合劳动安全和保护患者隐私的规定。记录符合行业和医院护理文件书写的有关规定。

五、课程内容和要求

学习情境（一）：入院患者的健康评估	
学习目标	学习内容
完成本学习任务后，学生应当能够： 1. 准确、全面地采集患者入院时的主、客观资料，完成全面系统的身体评估 2. 对获取的资料进行综合分析判断，找出该患者目前存在的和潜在的护理问题 3. 正确运用和填写风险评估量表。早期识别护理并发症，并按照医院规章制度和有关规定积极应对和处理 4. 在评估过程中，使用仪器、设备、工具等符合劳动安全和保护患者隐私的规定。记录符合行业和医院护理文件书写的有关规定	1. 入院患者健康评估的内容：一般资料、入院原因、日常生活形态及自理能力、既往史、个人史、过敏史、家族史、心理社会状况等 2. 身体评估：基本的评估方法（视、触、叩、听、嗅） 3. 常见症状评估 4. 实验室及其他辅助检查内容 5. 评估量表的使用（压疮评分表、跌倒/坠床评分、自理能力评分、疼痛评分等） 6. 护理文书的书写规范 7. 11个功能性健康形态 8. 护理程序 9. 健康评估程序与评估思维 10. 资料的整理与分析方法
学时：16～18	
教学建议与说明：教师为学生提供课程学习指导和建议，确保学生了解本阶段学习任务和要求，引导学生自主学习本课程提供的资源，并按照学习进度要求完成作业和考核	
与其他学习情境的关系：这是本课程的第一个学习情境，是其他几个学习情境的基础	
学习情境（二）：住院期间患者的健康评估	
学习目标	学习内容
完成本学习任务后，学生应当能够： 1. 在患者住院期间的不同情况下（如巡视病房或病情突然变化时）观察患者病情变化。完整、准确地收取住院患者的主、客观资料 2. 运用评判性思维，对收集的资料进行综合分析判断，识别正常和异常的状况，并按照医院规章制度和有关规定积极应对和处理 3. 早期识别护理并发症，制订行之有效的防范措施	1. 评估内容：意识状态、生命体征、症状体征以及各种管路及其引流情况的变化 2. 常见症状的评估（如发热、疼痛、水肿、咳嗽与咳痰、呼吸困难、意识障碍等） 3. 常见护理并发症的评估 4. 突发事件的处理、上报流程及其应急预案 5. 评判性思维

学时：16~18
教学建议与说明：教师为学生提供课程学习指导和建议，确保学生了解本阶段学习任务和要求，引导学生自主学习本课程提供的资源，并按照学习进度要求完成作业和考核
与其他学习情境的关系：这是本课程的第二个学习情境

学习情境（三）：围术期或特殊检查治疗患者的健康评估

学习目标	学习内容
完成本学习任务后，学生应当能够： 1. 叙述需要手术或特殊检查治疗的患者术前、术中、术后的评估内容 2. 运用所学的知识，独立完成手术或特殊检查治疗患者的术前和术后的健康评估 3. 对评估中发现的可能影响手术安全或增加手术危险性的情况，分析问题产生的原因，在理论和经验指导下处理评估过程中的突发事件	1. 手术或特殊检查治疗患者的健康评估内容 2. 围术期护理评估及质量管理制度与流程、手术室安全核查制度、手术患者术前访视制度等 3. 手术患者术前、术后护理常规 4. 手术患者各种护理用表格：患者入出手术室交接记录单、手术患者术前、术后访视记录表等

学时：16~18
教学建议与说明：教师为学生提供课程学习指导和建议，确保学生了解本阶段学习任务和要求，引导学生自主学习本课程提供的资源，并按照学习进度要求完成作业和考核。学生需根据作业要求，形成访谈计划，确认访谈对象及时间，详细记录访谈过程
与其他学习情境的关系：这是本课程的第三个学习情境

学习情境（四）：出院患者的健康评估

学习目标	学习内容
完成本学习任务后，学生应当能够： 1. 叙述出院患者的评估情况、出院健康教育及要求、影响健康教育的因素 2. 为患者编制切实可行的出院健康教育计划 3. 识别出院患者面临的问题，并根据患者的实际情况给予有针对性的指导 4. 认识和了解延续护理服务发展和前景	1. 出院患者的评估内容 （1）一般情况：出院时间、出院诊断、患者目前意识状态、自主能力、生命体征、阳性体征、病愈情况、活动能力、出院方式 （2）接受健康教育的能力评估：患者及家属的文化程度、理解能力、对危险程度的理解、依从性等 （3）患者恢复情况评估：患者还有哪些护理问题未解决、疾病医治效果、病愈情况 （4）需带出院外的各种管路（深静脉置管、PICC 导管、胃管、尿管、引流管等） （5）伤口敷料、肢体活动、皮肤状况等

	2.出院教育的内容 （1）告知患者出院时间，交代出院流程 （2）介绍医治效果、病情现状，如何巩固疗效，防止复发的注意事项 （3）各种治疗方案的结果和不遵从治疗方案可能导致的结果，疼痛管理，有效地使用药物，包括潜在药物不良反应，安全有效地使用医疗设备，药物、食物潜在的相互作用的预防，营养饮食和康复指导 （4）帮助患者规划饮食、起居、活动方式、功能锻炼、带药指导，所带管路的日常维护和注意事项，何种情况需及时就医。对患者进行专科指导、个体指导 3.影响健康教育效果的因素 患者的语言、阅读、视、听、讲、宗教信仰、文化程度及心理成熟度等方面的障碍；其他影响健康教育的生理障碍、并发症、经济状况及消极情绪 4.延续护理服务的有关知识
学时：16~18	
教学建议与说明：教师为学生提供课程学习指导和建议，确保学生了解本阶段学习任务和要求，引导学生自主学习本课程提供的资源，并按照学习进度要求完成作业和考核	
与其他学习情境的关系：这是本课程的第四个学习情境，也是本课程的最后一个任务	

六、相关说明

（一）教学方法与组织形式

采取行动导向教学法、自主学习法、讲授与在线讨论法相结合的教学方法。

教师通过网络学习平台构建学习环境，通过任务引导学生自主学习，组织学生参加学习活动，指导学生完成学习任务，必要时提供面授辅导。

（二）教学参考资料

1.相关书籍：《健康评估》《基础护理学》《物理诊断学》《实用临床护理程序》《心理学》《教育学》《内科护理学》《外科护理学》《妇产科护理学》《儿科护理学》《康复护理学》等。

2.相关资料：医院规章制度。

3.网络课程资源。

（三）教学评价

本课程采用形成性评价和终结性评价两种形式，注重考核学生学习任务完成过程中的表现及进步，以教师评价为主，学生互评为辅，鼓励学生自主参与和探究，共包括三部分：

1.学生基于课程设置的情境任务，完成四次作业，通过网络平台提交，任课教师给予评价，此部分成绩占课程总成绩的40%。

2.学生基于教师布置的讨论话题或作业完成情况，在课程论坛中参与互动交流，视学生在课程论坛中的参与情况，任课教师给予评价，此部分成绩占课程总成绩的20%。

3.终结性评价：课程学习结束，基于课程任务对理论知识掌握的要求，组织学生参加纸质试卷考试，由任课教师给予评价，此项成绩占课程总成绩的40%。

（四）课程资源

网络平台提供课程学习及考核的相关信息，建有课程知识库，内有教师讲课视频和文字讲义，还有问诊、常见症状、身体评估、实验室检查、心电图、护理病历的书写等相关知识介绍。

课业计划

健康评估课业计划（一）

学习情境：入院患者的健康评估		学时建议：16~18 学时
工作情境描述		护士需要对入院患者进行健康评估，根据评估获取的资料分析患者存在和潜在的护理问题，为制订护理计划提供依据，同时也为医生采取及时、有效的治疗提供参考。 　　护士要在规定的时间内，通过观察、与患者及家属的交流，获取患者意识、表情、语言表达能力、饮食、排泄、睡眠、自理、躯体活动、皮肤状况、既往史、现病史及过敏史等信息；通过对患者进行系统的查体，发现阳性症状和体征；通过查看实验室检查及其他各种辅助检查结果，了解患者的阳性指标；完成入院评估单的书写；使用各种风险评估量表对患者进行评估，初步判断该患者是否存在安全风险。护士要对获取的信息进行综合分析，识别患者的护理需求以及潜在的风险
学习任务		从临床实践工作中选出 1 例新入院患者的健康评估案例（要求所选病例具有阳性症状和体征，具有压疮或跌倒等风险）。查阅有关资料，了解入院患者健康评估的内容、方法和技巧；运用所学知识进行入院患者资料的采集，完成入院评估单的书写；使用各种风险评估量表判断患者是否存在该方面的安全风险隐患。对获取的资料进行综合分析判断，找出该患者目前存在的和潜在的护理问题。在沟通的过程中要注意保护性医疗原则，查体过程中要注意保护患者的隐私，沟通方法恰当，收集的资料要求客观、真实、准确、完整
与其他学习情境的关系		这是健康评估学习领域的第一个任务，也是其他几个学习情境的基础
学习目标		完成本学习任务后，学生应当能够： 1. 准确、全面地采集患者入院时的主、客观资料，完成全面系统的身体评估 2. 对获取的资料进行综合分析判断，找出患者目前存在和潜在的护理问题 3. 正确运用和填写风险评估量表。早期识别护理并发症，并按照医院规章制度和有关规定积极应对和处理。在评估过程中使用仪器、设备、工具等符合劳动安全和保护患者隐私的规定。记录符合行业和医院护理文件书写的有关规定
学习内容		1. 入院患者健康评估的内容： 一般资料、入院原因、日常生活形态及自理能力、既往史、个人史、过敏史、家族史、心理社会状况等 2. 身体评估：基本的评估方法（视、触、叩、听、嗅） 3. 常见症状评估 4. 实验室及其他辅助检查内容

学习内容	5.评估量表的使用(压疮评分表、跌倒/坠床评分、自理能力评分、疼痛评分等) 6.护理文书的书写规范 附：入院护理评估单的内容包括：入院时生命体征、意识、表情、言语、体位、饮食方式、四肢、感官功能、排泄、皮肤、过敏史等 7.11个功能性健康形态 8.护理程序 9.健康评估程序与评估思维 10.资料的整理与分析方法
教学条件	1.教学设备：计算机、网络、多媒体 2.教学环境：网络教学平台、多媒体教室、情境模拟教室、医院等 3.教师安排：每30名学生配备1名辅导老师 4.学习资料：《健康评估》《基础护理学》《物理诊断学》《护理程序》《心理学》《教育学》《内科护理学》《外科护理学》《妇产科护理学》《儿科护理学》《康复护理学》等书籍、医院规章制度、疾病护理常规、各种评估量表及评分标准等 5.辅助工具：体格检查工具——体温计、血压计、听诊器、叩诊锤、手电筒、尺子等，入院护理评估单、压疮评估量表、跌倒/坠床评估量表、心理量表、疼痛评估量表等
教学方法与组织形式	1.采取行动导向教学法、自主学习法、讲授与在线讨论法相结合的教学方法 2.教师通过网络学习平台构建学习环境，通过任务引导学生自主学习，组织学生参加学习活动，指导学生完成学习任务，必要时提供面授辅导
教学流程	1.教师对学习任务进行说明，学生明确学习任务（线下交流） 2.学生学习相关知识，教师答疑 3.学生从临床实践工作中寻找案例，并利用所学知识收集资料，通过自学网络平台课程知识库提供的相关内容、查阅相关资料以及寻求身边高年资护士的帮助，解决收集过程中遇到的问题 4.学生参与论坛讨论，互相评价彼此的案例，探讨学习过程中的经验和困惑，教师指导 5.学生独立完成1例入院患者的健康评估，识别出患者存在的护理问题和潜在的风险隐患，并按照医院规章制度和有关规定积极应对和处理 6.教师对学生学习任务进行评价并反馈
学业评价	测评项： 1.课程论坛讨论的参与情况 2.学习任务完成的质量

健康评估课业计划（二）

学习情境：住院期间患者的健康评估	学时建议：16~18学时

工作情境描述	护士在工作中需要对住院期间的患者进行健康评估，识别患者的护理需求变化及潜在的安全风险隐患，制订行之有效的护理措施，为患者解决实际问题。对潜在的护理问题及时采取有效的防范措施，避免不良事件的发生 　　护士通过对患者的意识状态、表情、生命体征、各种仪器的设定参数或模式、各种管道及引流、症状和体征变化的观察，了解所采取的治疗和护理措施的效果和疾病进展情况，根据全面综合分析，识别患者的护理需求变化以及潜在的风险隐患，修正护理计划，针对异常情况，采取相应的处理措施或报告主管医生。 　　住院期间的健康评估可发生在以下几种情况： 1.巡视患者时：病情观察、输液管路、患者用药后的反应、生命体征变化、各种管道及引流情况等 2.应对患者要求时：患者按呼叫铃，自述不适 3.患者病情突然变化时：意识状态、生命体征、症状体征、各种管路及引流情况出现异常 4.转科交接时：意识状态、皮肤情况、静脉输液、各种管路、伤口敷料等
学习任务	在临床实践工作中，选出1例住院患者的健康评估情境案例（要求所选案例具有代表性，包括意识状态、生命体征、皮肤状况、症状体征变化、各种管路及其引流、潜在并发症等要素）。通过查阅有关资料，了解常见症状评估的内容、方法和技巧。运用所学知识，在巡视病房或患者病情突然变化时做出正确的评估和判断，识别该患者存在的护理问题和风险隐患；并按照医院规章制度、应急预案积极应对和处理患者的突发状况；按照规范完成护理记录的书写
与其他学习情境的关系	本情境是健康评估学习领域的第二个任务
学习目标	完成本学习任务后，学生应当能够： 1.在患者住院期间的不同情况下（如巡视病房或病情突然变化时），观察患者病情变化。完整、准确地收取住院患者的主、客观资料 2.运用评判性思维，对收集的资料进行综合分析判断，识别正常和异常的状况，并按照医院规章制度和有关规定积极应对和处理 3.早期识别护理并发症，制订行之有效的防范措施
学习内容	1.评估内容：意识状态、生命体征、症状体征以及各种管路及其引流情况的变化 2.常见症状的评估（如发热、疼痛、水肿、咳嗽与咳痰、呼吸困难、意识障碍等） 3.常见护理并发症的评估 4.突发事件的处理、上报流程及其应急预案 5.评判性思维

教学条件	1. 教学设备：计算机、网络、多媒体 2. 教学环境：网络教学平台、多媒体教室、情境模拟教室、医院等 3. 教师安排：每30名学生配备1名辅导老师 4. 学习资料：《健康评估》《基础护理学》《物理诊断学》《护理程序》《心理学》《教育学》《内科护理学》《外科护理学》《妇产科护理学》《儿科护理学》《康复护理学》等书籍、医院规章制度、疾病护理常规、各种评估量表及评分标准等 5. 辅助工具：体格检查工具——体温计、血压计、听诊器、叩诊锤、手电筒、尺子等，压疮评估量表、跌倒/坠床评估量表、心理量表、疼痛评估量表、护理记录单等
教学方法与组织形式	1. 采取行动导向教学法、自主学习法、讲授与在线讨论法相结合的教学方法 2. 教师通过网络学习平台构建学习环境，通过任务引导学生自主学习，组织学生参加学习活动，指导学生完成学习任务，必要时提供面授辅导
教学流程	1. 教师对学习任务进行说明，学生明确学习任务 2. 学生学习相关知识，教师答疑 3. 学生从临床实践工作中寻找案例，并利用所学知识收集资料，通过自学网络平台课程知识库提供的相关内容、查阅相关资料以及寻求身边高年资护士的帮助，解决收集过程中遇到的问题 4. 对获取的资料进行综合分析判断，找出该患者目前存在的和潜在的护理问题 5. 学生参与论坛讨论，互相评价彼此的案例，探讨学习过程中的经验和困惑，教师指导 6. 学生独立完成1例住院期间患者的健康评估，识别正常和异常的状况，找出患者的护理问题，并按照医院规章制度、应急预案积极应对和处理。早期识别护理并发症，制订行之有效的防范措施 7. 教师对学生学习任务进行评价并反馈
学业评价	测评项： 1. 课程论坛讨论的参与情况 2. 学习任务完成的质量

健康评估课业计划（三）

学习情境：围术期或特殊检查治疗患者的健康评估	学时建议：16~18学时
工作情境描述	护士在工作中需要对手术或做特殊检查治疗（如造影、介入、胃肠镜、气管镜）的患者进行健康评估，并根据评估内容给予相应的指导。帮助患者做好心理和身体准备,配合医务人员顺利地完成手术或检查治疗，使患者尽快恢复生理功能，防止各种并发症和残障，促进康复 　　手术（外科患者）或特殊检查治疗患者的评估分为以下几个阶段： 　　术前：包括一般资料、既往史及健康状况；亲属对手术的看法、关心程度及经济承受能力；患者对手术的耐受性、实验室检查结果及重要脏器功能等。评估并矫正可能增加手术危险性的生理和心理问题，帮助患者做好心理和身体准备

工作情境描述	术中：包括手术体位的要求、手术野皮肤消毒、手术过程中的观察等；在评估中出现可能影响手术安全的情况时，护士应及时向主管医生报告并协同进行相应处理 术后：包括麻醉恢复情况；身体重要脏器的功能；伤口情况；手术情况（手术方式、术中出血、输血、麻醉等）；神志、生命体征情况；疼痛及症状管理、切口引流情况；自理能力和活动耐受力；心理状态；用药情况，药物的作用及不良反应 术后交接（手术室与住院科室间）：了解术中麻醉方法、手术类型、手术部位、伤口情况（有无渗血渗液、敷料有无松脱移位等）、各种引流管的情况（是否通畅、性质、颜色及量）、是否应用止疼泵、术中输血、输液情况等 恢复期：护士要根据医嘱监测生命体征，以便早期发现术后出血、窒息、休克等并发症；保持各种管路通畅，防止受压、打折、扭曲，并记录引流液的颜色、性质和量；观察胃肠功能恢复情况，根据手术类型和麻醉方法的不同给予饮食指导
学习任务	从临床实践工作中选出一例手术（外科）或特殊检查治疗（内科）的患者，进行术前访视，了解患者的心理状态，进行必要的心理疏导，讲解有关的注意事项，介绍手术、麻醉体位的配合方法和重要性，介绍手术室或检查治疗室环境、手术或检查治疗时注意事项等。同时进行术后3日的跟踪评估，完成记录
与其他学习情境的关系	本情境是健康评估学习领域的第三个任务
学习目标	完成本学习任务后，学生应当能够： 1. 叙述需要手术或特殊检查治疗的患者术前、术中、术后的评估内容 2. 运用所学的知识，独立完成手术或特殊检查治疗患者术前和术后的健康评估 3. 对评估中发现的可能影响手术安全或增加手术危险性的情况，分析问题产生的原因，在理论和经验指导下处理评估过程中的突发事件
学习内容	一、手术或特殊检查治疗患者的健康评估内容 1. 术前：一般资料、既往史及健康状况；亲属对手术的看法、关心程度及经济承受能力；患者对手术的耐受性、实验室检查结果及重要脏器功能等；可能增加手术危险性的生理和心理问题；术前皮肤及肠道准备情况 （1）一般资料：年龄、性别、受教育程度、职业背景和宗教信仰等 （2）生理状况 1）现病史：本次发病的时间、原因和（或）诱因、症状、体征和相关检查等 2）健康史：既往史、家族史、遗传史、生育史、药物过敏史及可能影响手术伴随疾病的其他系统疾病，如循环、呼吸、消化、泌尿、内分泌、血液和免疫系统疾病等 （3）心理状况：急症患者往往因起病急骤而缺乏心理准备，癌症患者拒绝面对现实，否认自己生病，而手术创伤常伴有剧烈疼痛和其他严重不适或功能障碍，所以患者心理矛盾突出，除表现为感情脆弱、情绪波动、依赖性增加外，最常见的心理反应为担忧手术效果、被误诊或误治、惧怕麻醉和手术、担心疼痛及术后并发症等，这些心理反应会随着手术期限的临近而日益加重。因此，手术前应全面评估患者的心理状况，正确引导和及时纠正不良的心理反应，保证各项医疗护理措施的顺利实施

学习内容	（4）辅助检查： 1）三大常规检查：血常规检查有助了解有无感染、贫血、血小板减少等现象。尿常规检查包括尿比重和有无红、白细胞等对判断病情有重要作用。便常规检查可了解粪便颜色、性状和有无寄生虫虫卵、有无出血或隐血等，对判断消化道疾病有重要的临床意义 2）出、凝血功能检查：包括出、凝血时间、血小板计数、凝血酶原时间等，出、凝血功能异常可导致患者术中或术后出血 3）血液生化检查：包括肝功能、肾功能、电解质、血糖检查。如对血清谷丙转氨酶、直接或间接胆红素升高者，积极护肝治疗后方可手术；血清白蛋白＜30g/L者，手术后发生并发症的危险性大且预后差，术前须予以纠正；糖尿病患者血糖控制不好，容易影响术后组织愈合，可并发局部或全身性感染，增加心血管及肾并发症的发生率，术前应调整胰岛素等降糖类药物的用量 4）肺功能、心电图检查：协助评估患者的心肺功能，有问题者，术前应积极予以药物控制 5）影像学检查：胸部X线检查可了解肺部有无占位性及渗出性病变；B超、CT、MRI等检查可明确病变部位、大小、范围甚至性质，有助于临床诊断 2.术日：术中手术体位的要求、手术野皮肤消毒、手术过程中的观察等；出手术室前评估，包括麻醉恢复情况、身体重要脏器的功能、伤口情况、手术情况（手术方式、术中出血、输血、麻醉等）、神志、生命体征情况、疼痛及症状管理、切口引流情况、自理能力和活动耐受力、心理状态、用药情况（药物的作用及不良反应）、安全管理等；回病房时了解术中采用的麻醉方法、手术类型、手术部位、伤口情况（有无渗血渗液、敷料有无松脱移位等）、引流管情况（管道是否通畅，引流液性质、颜色及量）、是否应用止疼泵、术中输血及输液情况等 3.术后：生命体征，术后出血、窒息、休克等并发症的早期征象；留置管路及引流液的颜色、性质和量；观察胃肠功能恢复情况，根据手术类型和麻醉方法的不同给予饮食指导 二、围术期护理评估及质量管理制度与流程、手术室安全核查制度、手术患者术前访视制度等 三、手术患者术前、术后护理常规 四、手术患者各种护理用表格：患者入出手术室交接记录单、手术患者术前术后访视记录表等
教学条件	1.教学设备：计算机、网络、多媒体 2.教学环境：网络教学平台、多媒体教室、情境模拟教室、医院等 3.教师安排：每30名学生配备1名辅导老师 4.学习资料：《健康评估》《基础护理学》《物理诊断学》《实用临床护理程序》《心理学》《教育学》《内科护理学》《外科护理学》《妇产科护理学》《儿科护理学》《康复护理学》等书籍、医院规章制度、疾病护理常规、各种评估量表及评分标准等 5.辅助工具：体格检查工具——体温计、血压计、听诊器、叩诊锤、手电筒、尺子等，体格检查评估表、压疮评估量表、跌倒/坠床评估量表、心理量表、疼痛评估量表、手术患者入出手术室交接记录单、护理记录单等

教学方法与组织形式	1. 采取行动导向教学法、自主学习法、讲授与在线讨论法相结合的教学方法 2. 教师通过网络学习平台构建学习环境，通过任务引导学生自主学习，组织学生参加学习活动，指导学生完成学习任务，必要时提供面授辅导
教学流程	1. 教师对学习任务进行说明，学生明确学习任务 2. 学生学习相关知识，教师答疑 3. 学生从临床实践工作中寻找案例，并利用所学知识收集资料，通过自学网络平台课程知识库提供的相关内容、查阅相关资料以及寻求身边高年资护士的帮助，解决收集过程中遇到的问题 4. 对获取的资料进行综合分析判断，找出该患者目前存在的和潜在的护理问题 5. 学生参与论坛讨论，互相评价彼此的案例，探讨学习过程中的经验和困惑，教师指导 6. 学生运用所学知识独立完成 1 例手术或特殊检查治疗患者的术前访视和术后 3 日内的跟踪评估 7. 教师对学生学习任务进行评价并反馈
学业评价	测评项： 1. 课程论坛讨论的参与情况 2. 学习任务完成的质量

健康评估课业计划（四）

学习情境：出院患者的健康评估		学时建议：16~18 学时
工作情境描述	患者病情稳定、康复出院前几天或出院时，护士对患者进行综合评估，有针对性地进行健康指导，增强患者或家属自我保健、自我照顾的能力，养成良好的健康行为 　　责任护士首先要对患者接受健康教育的能力进行评估，同时还要了解患者身体恢复情况，通过对资料的整理与分析，识别患者面临的问题并制订切实可行的出院指导教育计划，给予有针对性的指导	
学习任务	从临床实践工作中选出一例病情稳定即将康复出院的患者案例。要求所选患者存在需要解决的护理问题，如存在皮肤问题、肢体需要进一步功能锻炼、带胃管、尿管或深静脉置管出院等情况。对患者进行评估，交代出院流程。对资料进行分析整理，识别患者面临的问题，制订一份有针对性的出院健康教育计划 　　同时了解延续护理服务国内外的新进展，帮助患者完善自我管理，将住院护理延伸到患者出院后的治疗与康复中	
与其他学习情境的关系	本情境是健康评估学习领域的第四个任务，也是这个学习领域中最后一个任务	

学习目标	完成本学习任务后，学生应当能够： 1. 叙述出院患者的评估情况、出院健康教育及要求、影响健康教育的因素 2. 为患者编制切实可行的出院健康教育计划 3. 识别出院患者面临的问题并根据患者的实际情况给予有针对性的指导 4. 认识和了解延续护理服务发展和前景
学习内容	1. 出院患者的评估内容 （1）一般情况：出院时间、出院诊断、患者目前意识状态、自主能力、生命体征、阳性体征、病愈情况、活动能力、出院方式 （2）接受健康教育的能力评估：患者及家属的文化程度、理解能力、对危险程度的理解、依从性等 （3）患者恢复情况评估：患者还有哪些护理问题未解决、疾病医治效果、病愈情况 （4）出院需带着的各种管路（深静脉置管、FICC导管、胃管、尿管、引流管等） （5）伤口敷料、肢体活动、皮肤状况等 2. 出院教育的内容 （1）告知患者出院时间，交代出院流程 （2）介绍医治效果，病情现状，如何巩固疗效、防止复发的注意事项 （3）各种治疗方案的结果和不遵从治疗方案可能导致的结果，疼痛管理，有效地使用药物包括潜在药物的不良反应，安全有效地使用医疗设备，药物、食物潜在的相互作用的预防，营养饮食和康复指导 （4）帮助患者规划饮食、起居、活动方式、功能锻炼、带药指导，所带管路的日常维护和注意事项，何种情况需及时就医。对患者进行专科指导、个体指导 3. 影响健康教育效果的因素 患者的语言、阅读、视、听、讲、宗教信仰、文化程度及心理成熟度等方面的障碍；其他影响健康教育的生理障碍、并发症、经济状况及消极情绪 4. 延续护理服务的有关知识
教学条件	1. 教学设备：计算机、网络、多媒体 2. 教学环境：网络教学平台、多媒体教室、情境模拟教室、医院等 3. 教师安排：每30名学生配备1名辅导老师 4. 学习资料：《健康评估》《康复护理学》等书籍；关于延续性护理服务方面的学习资料；护理学专业书籍：医院规章制度、健康教育有关教材、各种评估量表等 5. 辅助工具：体格检查工具——体温计、血压计、听诊器、叩诊锤、手电筒、尺子等，出院患者评估单
教学方法与组织形式	1. 采取行动导向教学法、自主学习法、讲授与在线讨论法相结合的教学方法 2. 教师通过网络学习平台构建学习环境，通过任务引导学生自主学习，组织学生参加学习活动，指导学生完成学习任务，必要时提供面授辅导

教学流程	1. 教师对学习任务进行说明，学生明确学习任务 2. 学生学习相关知识，教师答疑 3. 学生在临床实践工作中寻找案例，并利用所学知识收集资料，通过自学网络平台课程知识库提供的相关内容、查阅相关资料以及寻求身边高年资护士的帮助，解决收集过程中遇到的问题 4. 学生参与论坛讨论，互相评价彼此的案例，探讨学习过程中的经验和困惑，教师指导 5. 学生运用所学知识独立完成1例出院患者的健康评估，了解延续护理服务国内外的新进展，制订一份患者出院健康教育计划 6. 教师对学生学习任务进行评价并反馈
学业评价	测评项： 1. 课程论坛讨论的参与情况 2. 学习任务完成的质量

临床常见病护理

课程标准

课程名称：临床常见病护理
适用专业：护理学专业（专升本）
学时学分：142学时，7学分

一、课程性质

临床常见病护理是关于如何对临床常见病患者实施整体护理的理论实践一体化的课程。该课程建立在内科护理学、外科护理学、妇产科护理学、儿科护理学、护理学基础、健康评估、医学伦理学、心理学以及人际沟通等专业知识基础上，是护理学专业必修课程。学习本门课程旨在提升学生对非急危重症的临床常见病患者实施整体护理的能力。

二、典型工作任务描述

随着人口的老龄化以及疾病谱的转变，肿瘤、心脑血管疾病、糖尿病等慢性非传染性疾病已经成为临床护士面临的最常见疾病。现代医学飞速发展、诊疗技术日益精深、分科越来越细，护理工作中遇到的临床问题也越来越复杂。随着人民生活水平的日益提高、生物-心理-社会医学模式的确立，患者对整体护理服务的需求也日益迫切。作为一名临床护士，须掌握其服务对象（患者）的生物、心理以及社会基本特征，熟悉临床常见疾病的基本特点和诊疗过程，熟练运用护理程序，及时发现并有效解决患者的护理问题。

临床上，非急危重症的常见病患者经常收治在各专科的普通住院病房。责任护士运用护理程序对这些住院患者（非急危重症）实施从入院评估、住院期间护理至出院指导的完整护理活动。

具体的工作过程是：①对患者进行全面的护理评估，掌握其病情及治疗方案，及时发现其护理问题（各种不适及潜在风险），并制订护理计划；②实施各项检查、治疗和护理措施，具体包括执行医嘱，协助或独立完成各项检查和治疗，实施基础护理和专科护理，给予心理支持和人文关怀；③在实施各项检查、治疗和护理的过程中，观察患者病情变化，随时评估护理效果，根据病情变化调整护理措施；④在患者住院过程中以及出院前，对其进行疾病及其保健和护理的健康教育；⑤按照护理文书书写规范完成护理记录。

三、课程目标

学习本课程后，学生在临床工作中能独立运用护理程序的工作方法，对临床常见病患者实施整体护理，包括评估患者，判断其护理问题，制订护理计划，实施护理措施，进行健康教育等。学生学习后能够：
1. 复述各系统的解剖、生理。
2. 陈述临床常见病的基本特点、诊疗要点。
3. 通过采集病史资料和护理查体对临床常见病患者进行评估。
4. 分析临床常见病患者存在的护理问题（包括常见心理问题）。
5. 为临床常见病患者制订护理计划。
6. 观察临床常见病患者病情及变化，准确地描述、记录和汇报。
7. 对特殊检查前后的患者做好指导与护理。
8. 正确使用常用药物，观察用药效果及不良反应，发现药物不良反应及时上报和处理。
9. 熟练地进行常用专科护理操作。
10. 对临床常见病患者进行个体化的健康教育、出院指导及心理支持。

四、工作与学习内容

1. **工作对象和基本内容**：主要为各系统的常见疾病患者的护理，具体包括：
 （1）呼吸系统：肺炎、慢性阻塞性肺疾病、哮喘、肺癌、肺结核
 （2）循环系统：高血压、冠心病、心律失常、心肌病
 （3）消化系统：消化性溃疡、病毒性肝炎、肝癌、胰腺炎、胃癌、直肠癌、胰腺癌
 （4）血液系统：缺铁性贫血、再生障碍性贫血、白血病、常见出血性疾病
 （5）神经系统：脑血管疾病（脑出血、脑梗死）、癫痫、乙脑、流脑、多发性硬化、脑部肿瘤
 （6）内分泌与代谢：糖尿病、甲状腺功能亢进症、甲状腺功能减退症
 （7）泌尿系统：肾病综合征、急性肾小球肾炎、慢性肾小球肾炎、膀胱癌、泌尿系感染、泌尿系结石、前列腺增生
 （8）生殖系统（妇科）：妇科炎症、宫颈癌、子宫内膜异位
 （9）骨骼运动系统：颈肩痛及腰腿痛
 （10）围生期护理：孕期保健、正常分娩、产褥期保健、妊娠高血压。
 （11）小儿常见疾病：窒息、肺透明膜病、新生儿黄疸、小儿腹泻及水电平衡紊乱、小儿肺炎

2. **工具与材料**
 （1）相关书籍：《内科护理学》《外科护理学》《妇产科护理学》《儿科护理学》《护理学基础》《健康评估》《医学伦理学》《心理学》《人际沟通》等
 （2）各种疾病的临床治疗指南
 （3）各种疾病的护理常规
 （4）各项护理操作流程
 （5）各系统特殊检查护理常规
 （6）各种疾病的健康教育手册
 （7）各种护理记录单（护理记录单、出入量记录单等）
 （8）护理用具（体重秤、听诊器、血压计、体温计、治疗车、输液器、专科操作用物等）。
 （9）药品说明书
 （10）仪器设备使用手册（呼吸机、心电监护仪、除颤仪、雾化器、吸引器、牵引器、

输液泵等)

(11) 核心制度(交接班制度、药品查对制度、重患者护理制度等)

(12) 评估量表(疼痛评估表、产妇评估表)

(13) 护理信息管理工具(移动护士站等)

(14) 电子信息产品(多媒体等)

(15) 满意度调查表

3．工作方法

(1) 护理程序

(2) 护理评估方法

(3) 沟通技巧

(4) 心理行为观察方法

(5) 寻求相关部门支持

(6) 循证护理方法

(7) 满意度调查

(8) 信息处理

(9) 护理查房

(10) 护理文件书写方法

4．工作组织方式

(1) 与医生、其他护理人员、医技、后勤等相关人员进行沟通

(2) 与护士长沟通、汇报

(3) 与患者或家属沟通

(4) 与其他护士交接班

(5) 护理查房、医生查房

(6) 护理质量检查活动

5．工作要求

(1) 遵循卫生行业法规及规章、行为规范、服务标准、工作流程、临床指南等对患者实施护理和治疗活动。

(2) 会熟练地使用护理用具、仪器和设备。

(3) 能陈述人体的解剖、生理、心理以及社会基本特征。

(4) 能陈述常见疾病的基本特点、诊疗要点。

(5) 及时、准确实施全面护理评估，熟练掌握病史采集和护理查体技巧，发现患者存在的护理问题(包括常见心理问题)，并制订护理计划。

(6) 能观察病情及其变化，准确地描述、记录和汇报。

(7) 能根据病情变化，及时调整护理措施，确保护理安全。

(8) 做好特殊检查的指导与护理，保证各种检查的有效实施。

(9) 正确使用药物、观察用药效果及不良反应，发现药物不良反应及时上报和处理。

(10) 能熟练地进行各项护理操作，给予患者个体化的健康教育、出院指导、心理支持及心理辅导。

(11) 满足患者及家属对护理服务的质量、及时性(时间)的要求。

(12) 详细、规范、及时地填写护理/医疗记录文件并存档。

（13）能做好交接班，以保证患者治疗和护理的延续性。
（14）参与护理查房，完成继续教育学习。
（15）配合护理管理者做好质量控制及护理持续改进。

五、课程内容和要求

学习情境（一）：呼吸系统常见病护理	
学习目标	学习内容
完成本学习任务后，学生应当能够： 1. 复述呼吸系统的解剖、生理 2. 陈述呼吸系统常见病的基本特点、诊疗要点 3. 应用病史采集和护理查体技巧评估呼吸系统常见病患者 4. 分析呼吸系统常见病患者存在的护理问题（包括心理问题） 5. 为呼吸系统常见病患者制订护理计划 6. 观察呼吸系统常见病患者病情及变化，准确地描述、记录和汇报 7. 做好呼吸系统特殊检查的指导与护理 8. 正确使用呼吸系统常用药物，并能够观察用药效果及不良反应，发现药物不良反应及时上报和处理 9. 熟练地指导患者进行有效咳嗽，为患者进行胸部叩击等胸部物理治疗，掌握给氧、吸痰、体位引流等呼吸系统系统常用护理操作 10. 能给予呼吸系统常见病患者个体化的健康教育、出院指导及心理支持	1. 呼吸系统的解剖、生理 2. 呼吸系统常见病患者的护理评估 3. 呼吸系统常见病患者常见症状及护理（含胸部物理治疗、腹式呼吸和缩唇呼吸、给氧、吸痰技术，心理支持及心理辅导技术） 4. 呼吸系统特殊检查及护理 5. 呼吸系统常见病（肺炎、慢性阻塞性肺疾病、哮喘、肺癌、肺结核）的病因、发病机制、临床表现、有关检查、诊断、治疗及健康教育要点 6. 呼吸系统常用药物及用药护理（含定量气雾剂的使用） 7. 呼吸系统常见病的外科治疗及护理（含胸腔引流护理技术）
学时：16	
教学建议与说明：教师为学生提供课程学习指导和建议，确保学生了解本阶段学习任务和要求，引导学生自主学习本课程提供的资源，并按照学习进度要求完成作业和考核	

学习情境（二）：循环系统常见病护理	
学习目标	学习内容
完成本学习任务后，学生应当能够： 1. 复述循环系统的解剖、生理 2. 陈述循环系统常见病的基本特点、诊疗要点 3. 应用病史采集和护理查体技巧评估循环系统常见病患者	1. 循环系统的解剖、生理 2. 循环系统常见病患者的护理评估

4. 分析循环系统常见病患者存在的护理问题（包括常见心理问题） 5. 为循环系统常见病患者制订护理计划 6. 观察循环系统常见病患者病情及变化，准确地描述、记录和汇报 7. 做好循环系统特殊检查的指导与护理 8. 正确使用循环系统常用药物，并能够观察用药效果及不良反应，发现药物不良反应及时上报和处理 9. 熟练地进行心电监测、电除颤等循环系统专科护理操作 10. 给予循环系统常见病患者个体化的健康教育、出院指导及心理支持	3. 循环系统常见病患者常见症状及护理（含心理支持及心理辅导技术） 4. 循环系统特殊检查及护理 5. 循环系统常见病（高血压、冠心病、心律失常）的病因、发病机制、临床表现、有关检查、诊断、治疗及健康教育要点 6. 循环系统常用药物及用药护理 7. 循环系统特殊治疗及护理（起搏器治疗、PCI治疗等）

学时：15

教学建议与说明：教师为学生提供课程学习指导和建议,确保学生了解本阶段学习任务和要求,引导学生自主学习本课程提供的资源,并按照学习进度要求完成作业和考核

学习情境（三）：消化系统常见病护理	
学习目标	学习内容
完成本学习任务后，学生应当能够： 1. 根据护理常规、护理操作流程、临床指南等对消化系统常见病患者实施护理和治疗 2. 复述消化系统的解剖、生理 3. 陈述消化系统常见病的基本特点、诊疗要点 4. 应用病史采集和护理查体技巧评估消化系统常见病患者 5. 分析消化系统常见病患者存在的护理问题（包括常见心理问题） 6. 为消化系统常见病患者制订护理计划 7. 观察消化系统常见病患者病情及变化，准确地描述、记录和汇报 8. 做好消化系统特殊检查的指导与护理 9. 正确使用消化系统常用药物，并能够观察用药效果及不良反应，发现药物不良反应及时上报和处理 10. 熟练地进行消化系统常用护理操作 11. 给予消化系统常见病患者个体化的健康教育、出院指导及心理支持	1. 消化系统的解剖、生理 2. 消化系统常见病患者的护理评估 3. 消化系统常见病患者常见症状及护理（含三腔管护理技术、心理支持以及心理辅导技术） 4. 消化系统特殊检查及护理 5. 消化系统常见病（消化性溃疡、病毒性肝炎、肝癌、胰腺炎、胃癌、直肠癌、胰腺癌）的病因、发病机制、临床表现、有关检查、诊断、治疗及健康教育要点 6. 消化系统常用药物及用药护理 7. 消化系统常见病的外科治疗及护理（含引流管护理技术）

学时：18

教学建议与说明：教师为学生提供课程学习指导和建议,确保学生了解本阶段学习任务和要求,引导学生自主学习本课程提供的资源,并按照学习进度要求完成作业和考核

学习情境（四）：血液系统常见病护理	
学习目标	学习内容
完成本学习任务后，学生应当能够： 1. 根据护理常规、护理操作流程、临床指南等对血液系统常见病患者实施护理和治疗 2. 复述血液系统的解剖、生理 3. 陈述血液系统常见病的基本特点、诊疗要点 4. 应用病史采集和护理查体技巧评估血液系统常见病患者 5. 分析血液系统常见病患者存在的护理问题（包括常见心理问题） 6. 为血液系统常见病患者制订护理计划 7. 观察血液系统常见病患者病情及变化，准确地描述、记录和汇报 8. 做好血液系统特殊检查的指导与护理 9. 正确使用血液系统常用药物，并能够观察用药效果及不良反应，发现药物不良反应及时上报和处理 10. 熟练地进行血液系统常用护理操作 11. 给予血液系统常见病患者个体化的健康教育、出院指导及心理支持	1. 血液系统的解剖、生理 2. 血液系统常见病患者护理评估 3. 血液系统常见病患者常见症状及护理（含保护性隔离技术，心理支持及心理辅导技术） 4. 血液系统特殊检查及护理 5. 血液系统常见病（缺铁性贫血、再生障碍性贫血、白血病、出血性疾病）的病因、发病机制、临床表现、有关检查、诊断、治疗及健康教育要点 6. 血液系统常用药物及用药护理 7. 造血干细胞移植治疗及护理
学时：15	
教学建议与说明：教师为学生提供课程学习指导和建议，确保学生了解本阶段学习任务和要求，引导学生自主学习本课程提供的资源，并按照学习进度要求完成作业和考核	
学习情境（五）：神经系统常见病护理	
学习目标	学习内容
完成本学习任务后，学生应当能够： 1. 根据护理常规、护理操作流程、临床指南等对神经系统常见病患者实施护理和治疗 2. 复述神经系统的解剖、生理 3. 陈述神经系统常见病的基本特点、诊疗要点 4. 应用病史采集和护理查体技巧评估神经系统常见病患者 5. 分析神经系统常见病患者存在的护理问题（包括常见心理问题） 6. 为神经系统常见病患者制订护理计划 7. 观察神经系统常见病患者病情及变化，准确地描述、记录和汇报 8. 做好神经系统特殊检查的指导与护理 9. 正确使用神经系统常用药物，并能够观察用药效果及不良反应，发现药物不良反应及时上报和处理	1. 神经系统的解剖、生理 2. 神经系统常见病患者护理评估 3. 神经系统常见病患者常见症状及护理（康复护理技术，心理支持及心理辅导技术） 4. 神经系统特殊检查及护理 5. 神经系统常见病（脑血管疾病（脑出血、脑梗死）、癫痫、乙脑、流脑、重症肌无力、脑部肿瘤）的病因、发病机制、临床表现、有关检查、诊断、治疗及健康教育要点

10. 熟练地进行神经系统常用康复及护理操作 11. 给予神经系统常见病患者个体化的健康教育、出院指导及心理支持	6. 神经系统常用药物及用药护理 7. 神经系统常见病的外科治疗及护理（含脑室引流护理技术）

学时：18
教学建议与说明：教师为学生提供课程学习指导和建议，确保学生了解本阶段学习任务和要求，引导学生自主学习本课程提供的资源，并按照学习进度要求完成作业和考核

学习情境（六）：内分泌与代谢性常见病护理

学习目标	学习内容
完成本学习任务后，学生应当能够： 1. 根据护理常规、护理操作流程、临床指南等对内分泌与代谢性常见病患者实施护理和治疗 2. 复述内分泌系统的解剖、生理 3. 陈述内分泌与代谢性常见病的基本特点、诊疗要点 4. 应用病史采集和护理查体技巧评估内分泌与代谢性常见病患者 5. 分析内分泌与代谢性常见病患者存在的护理问题（包括常见心理问题） 6. 为内分泌与代谢性常见病患者制订护理计划 7. 观察内分泌与代谢性常见病患者病情及变化，准确地描述、记录和汇报 8. 做好内分泌与代谢性疾病患者特殊检查的指导与护理 9. 正确使用内分泌与代谢性常用药物，并能够观察用药效果及不良反应，发现药物不良反应及时上报和处理 10. 熟练地进行内分泌与代谢性常用护理操作 11. 给予内分泌与代谢性常见病患者个体化的健康教育、出院指导及心理支持	1. 内分泌系统的解剖、生理 2. 内分泌与代谢性常见病患者的护理评估 3. 内分泌与代谢性常见病患者常见症状及护理（血糖监测技术，心理支持及心理辅导技术等） 4. 内分泌与代谢性疾病特殊检查及护理 5. 内分泌与代谢性常见病（糖尿病、甲状腺功能亢进症、甲状腺功能减退症）的病因、发病机制、临床表现、有关检查、诊断、治疗及健康教育要点 6. 内分泌与代谢性常用药物及用药护理（含胰岛素的注射技术） 7. 内分泌与代谢性常见病的外科治疗及护理

学时：12
教学建议与说明：教师为学生提供课程学习指导和建议，确保学生了解本阶段学习任务和要求，引导学生自主学习本课程提供的资源，并按照学习进度要求完成作业和考核

学习情境（七）：泌尿系统常见病护理

学习目标	学习内容
完成本学习任务后，学生应当能够： 1. 根据护理常规、护理操作流程、临床指南等对泌尿系统常见病患者实施护理和治疗 2. 复述泌尿系统的解剖、生理 3. 陈述泌尿系统常见病的基本特点、诊疗要点 4. 应用病史采集和护理查体技巧评估泌尿系统常见病患者 5. 分析泌尿系统常见病患者存在的护理问题（包括常见心理问题）	1. 泌尿系统的解剖、生理 2. 泌尿系统常见病患者的护理评估 3. 泌尿系统常见病患者常见症状及护理（各种造口、造瘘护理技术，心理支持及心理辅导技术） 4. 泌尿系统特殊检查及护理

学习目标	学习内容
6.为泌尿系统常见病患者制订护理计划 7.观察泌尿系统常见病患者病情及变化，准确地描述、记录和汇报 8.做好泌尿系统特殊检查的指导与护理 9.正确使用泌尿系统常用药物，并能够观察用药效果及不良反应，发现药物不良反应及时上报和处理 10.熟练地进行泌尿系统常用护理操作 11.给予泌尿系统常见病患者个体化的健康教育、出院指导及心理支持	5.泌尿系统常见病（肾病综合征、急性肾炎、慢性肾炎、膀胱癌、泌尿系感染、泌尿系结石、前列腺增生）的病因、发病机制、临床表现、有关检查、诊断、治疗及健康教育要点 6.泌尿系统常用药物及用药护理 7.泌尿系统常见病的外科治疗及护理（含膀胱引流/冲洗护理技术）

学时：18

教学建议与说明：教师为学生提供课程学习指导和建议，确保学生了解本阶段学习任务和要求，引导学生自主学习本课程提供的资源，并按照学习进度要求完成作业和考核

学习情境（八）：生殖系统常见病护理

学习目标	学习内容
完成本学习任务后，学生应当能够： 1.根据护理常规、护理操作流程、临床指南等对生殖系统常见病患者实施护理和治疗 2.复述生殖系统的解剖、生理 3.陈述生殖系统常见病的基本特点、诊疗要点 4.应用病史采集和护理查体技巧评估生殖系统常见病患者 5.分析生殖系统常见病患者存在的护理问题（包括常见心理问题） 6.为生殖系统常见病患者制订护理计划 7.观察生殖系统常见病患者病情及变化，准确地描述、记录和汇报 8.做好生殖系统特殊检查的指导与护理 9.正确使用生殖系统常用药物，并能够观察用药效果及不良反应，发现药物不良反应及时上报和处理 10.熟练地进行生殖系统常用护理操作 11.给予生殖系统常见病患者个体化的健康教育、出院指导及心理支持	1.生殖系统的解剖、生理 2.生殖系统常见病患者的护理评估 3.生殖系统常见病患者常见症状及护理（含阴道冲洗技术，心理支持及心理辅导技术等） 4.生殖系统疾病特殊检查及护理 5.生殖系统常见病（妇科炎症、宫颈癌、子宫内膜异位）的病因、发病机制、临床表现、有关检查、诊断、治疗及健康教育要点 6.生殖系统常用药物及用药护理 7.生殖系统常见病的外科治疗及护理

学时：12

教学建议与说明：教师为学生提供课程学习指导和建议，确保学生了解本阶段学习任务和要求，引导学生自主学习本课程提供的资源，并按照学习进度要求完成作业和考核

学习情境（九）：骨骼运动系统常见病护理	
学习目标	学习内容
完成本学习任务后，学生应当能够： 1. 复述颈、腰椎解剖及疾病病因 2. 陈述颈、腰椎疾病分型及临床表现 3. 分析颈、腰椎疾病患者存在的护理问题（包括常见心理问题） 4. 为颈、腰椎疾病患者制订护理计划 5. 观察颈、腰椎疾病患者病情及变化，准确地描述、记录和汇报 6. 正确搬运患者，为颈、腰椎术后患者进行轴线翻身，指导患者正确起床 7. 给予颈、腰椎疾病患者个体化的健康教育、康复指导	1. 颈、腰椎疾病的解剖、病因 2. 颈、腰椎疾病分型及临床表现 3. 颈、腰椎疾病相关检查、处理原则 4. 颈、腰椎疾病患者的护理评估 5. 颈、腰椎疾病围术期护理（术前护理、术后护理、健康教育及康复指导） 6. 颈、腰椎患者搬运、轴线翻身、起床等方法
学时：6	
教学建议与说明：教师为学生提供课程学习指导和建议，确保学生了解本阶段学习任务和要求，引导学生自主学习本课程提供的资源，并按照学习进度要求完成作业和考核	
学习情境（十）：围生期护理	
学习目标	学习内容
完成本学习任务后，学生应当能够： 1. 复述高危妊娠的定义 2. 陈述常见妊娠期并发症的特点 3. 陈述妊娠期高血压疾病的基本特点 4. 陈述妊娠期高血压疾病的分类 5. 陈述妊娠期高血压疾病的诊疗要点 6. 利用护理评估手段评估妊娠期高血压疾病患者状况 7. 为妊娠期高血压疾病患者制订护理计划 8. 正确使用治疗妊娠期高血压疾病的常用药物，并能够观察用药效果及不良反应，发现药物不良反应及时上报和处理 9. 给予妊娠期高血压疾病患者个体化的健康教育、出院指导、心理支持及心理辅导	1. 高危妊娠的概念和范畴 2. 常见的妊娠并发症及其特点 3. 妊娠期高血压疾病的概念 4. 妊娠期高血压疾病的分类 5. 妊娠期高血压疾病的病因、发病机制、临床表现、有关检查、诊断、治疗及健康教育要点 6. 妊娠期高血压疾病常用药物及用药护理
学时：6	
教学建议与说明：教师为学生提供课程学习指导和建议，确保学生了解本阶段学习任务和要求，引导学生自主学习本课程提供的资源，并按照学习进度要求完成作业和考核	

学习情境（十一）：小儿常见病护理	
学习目标	学习内容
完成本学习任务后，学生应当能够： 1. 复述新生儿黄疸的类型及特点 2. 陈述新生儿溶血病的病因、临床表现 3. 熟练地为患儿进行光疗前、中、后的护理 4. 解释小儿体液平衡的特点 5. 判断小儿脱水的性质、程度和矫正方法 6. 复述小儿腹泻的病因、临床表现和治疗要点 7. 正确使用腹泻患儿常用药物 8. 制订婴幼儿腹泻的护理计划 9. 叙述小儿肺炎的病因、分类及其临床表现 10. 观察肺炎患儿的病情变化，判断是否出现并发症，准确地描述、记录和汇报 11. 熟练地指导患儿进行有效咳嗽、为患儿进行胸部叩击等胸部物理治疗，掌握给氧、吸痰、体位引流等呼吸系统系统患儿常用护理操作 12. 为肺炎患儿制订护理计划 13. 为小儿常见病患者及家属进行个体化的健康教育、出院指导、心理支持及心理辅导	1. 新生儿黄疸的分类及特点 2. 新生儿溶血病的病因、发病机制及临床表现 3. 新生儿黄疸的护理 4. 光疗的护理 5. 小儿体液平衡的特点 6. 脱水的性质、程度，低钾血症及代谢性酸中毒 7. 液体疗法常用液体、配制及补液方法 8. 婴幼儿腹泻的病因、临床表现及治疗要点 9. 婴幼儿腹泻的常见护理问题及护理措施 10. 小儿肺炎的病因、分类及其临床表现 11. 小儿肺炎的常见护理问题及护理措施
学时：6	
教学建议与说明：教师为学生提供课程学习指导和建议，确保学生了解本阶段学习任务和要求，引导学生自主学习本课程提供的资源，并按照学习进度要求完成作业和考核	

六、相关说明

1. 教学方法与组织形式

采取行动导向教学法、自主学习法、讲授与在线讨论法相结合的教学方法。

教师通过网络学习平台构建学习环境，通过任务引导学生自主学习，组织学生参加学习活动，指导学生完成学习任务，必要时提供面授辅导。

2. 教学参考资料

专业书籍：《内科护理学》《外科护理学》《妇科护理学》《儿科护理学》《健康评估》教材及光盘。

相关书籍：临床科室特殊检查流程及规范、临床护理技术操作光盘（基础操作、专科操作）、《护理心理学》。

相关资料：各常见病临床指南、医院规章制度与流程书、医院工作制度等。

3. 教学评价

本课程采用形成性评价及终结性评价两种形式，注重考核学生学习任务完成过程中的表现及进步，以教师评价为主，学生互评为辅，鼓励学生自主参与和探究，共包括三部分：

（1）学生基于课程设置的情境任务，完成2份护理病历、2篇个案分析及专科操作实践等课程作业，通过网络平台提交，任课教师给予评价，此部分成绩占课程总成绩的55%。

（2）学生基于教师布置的讨论话题或作业完成情况，在课程论坛中参与互动交流，视学生在课程论坛中的参与情况，任课教师给予评价，此部分成绩占课程总成绩的5%。

（3）终结性评价：课程学习结束，基于课程任务对理论知识掌握的要求，组织学生参加纸质试卷考试，由任课教师给予评价，此项成绩占课程总成绩的40%。

若学生提交的课程作业或在论坛中的发言被评为优秀案例或精华帖，或学生分享的资料（案例、解决方案、文献、教材、课件、网站等）得到师生一致好评，将获得不同程度的加分，但本课程总分不超过100分。

4. 课程资源

网络平台建有课程知识库，提供本课程学习相关的知识和内容，包括教师讲课视频和文字讲义，学生可根据个人学习需求查看浏览。同时，本课程教学要求及考核信息也在网络平台发布，学生需认真查看了解该类资源，按教学要求在教师指导下及时完成学习任务。

课业计划

临床常见病护理课业计划（一）

学习情境：呼吸系统常见病护理		学时建议：16 学时
工作情境描述	呼吸系统常见病的护理是临床常见病护理中的重要内容，其典型工作情境是责任护士在呼吸科或胸科病房，以小组合作或独立工作的形式，针对非急危重症的呼吸系统常见病患者，实施从入院至出院的完整护理活动	
学习任务	从临床实践工作中选出 1 例呼吸系统常见病的真实病例，完成一份护理病历，并结合该病例完成一份护理个案分析，总结该患者护理中的经验及教训，并提出改进措施。在专科实践中，为患者进行专科护理操作	
与其他学习情境的关系	呼吸系统疾病是临床常见疾病，常是其他系统疾病发病或加重的诱因，此任务是临床常见病护理的基础	
学习目标	完成本学习任务后，学生应当能够： 1.复述呼吸系统的解剖、生理 2.陈述呼吸系统常见病的基本特点、诊疗要点 3.应用病史采集和护理查体技巧评估呼吸系统常见病患者 4.分析呼吸系统常见病患者存在的护理问题（包括常见心理问题） 5.为呼吸系统常见病患者制订护理计划 6.观察呼吸系统常见病患者病情及变化，准确地描述、记录和汇报 7.做好呼吸系统特殊检查的指导与护理 8.正确使用呼吸系统常用药物，并能够观察用药效果及不良反应，发现药物不良反应及时上报和处理 9.熟练地指导患者进行有效咳嗽、为患者进行胸部叩击等胸部物理治疗，掌握给氧、吸痰、体位引流等呼吸系统常用护理操作 10.给予呼吸系统常见病患者个体化的健康教育、出院指导、心理支持及心理辅导	
学习内容	1.呼吸系统的解剖、生理 2.呼吸系统常见病患者的护理评估 3.呼吸系统常见病患者常见症状及护理（含胸部物理治疗、腹式呼吸和缩唇呼吸、给氧、吸痰技术，心理支持及心理辅导技术） 4.呼吸系统特殊检查及护理 5.呼吸系统常见病（肺炎、慢性阻塞性肺疾病、哮喘、肺部肿瘤、肺结核）的病因、发病机制、临床表现、有关检查、诊断、治疗及健康教育要点 6.呼吸系统常用药物及用药护理（含定量气雾剂的使用） 7.呼吸系统常见病的外科治疗及护理（含胸腔引流护理技术）	

教学条件	1. 教学设备：计算机、网络、多媒体 2. 教学环境：网络教学平台、多媒体教室、情境模拟教室、医院等 3. 教师安排：每30名学生配备1名辅导老师 4. 学习资料：《内科护理学》呼吸系统部分、《外科护理学》呼吸系统部分、《儿科护理学》呼吸系统部分、呼吸科及胸科相关特殊检查流程及规范、《健康评估》呼吸系统部分教材及光盘、呼吸系统护理技术操作光盘（基础操作、专科操作）、《护理心理学》、呼吸系统常见病临床指南、医院规章制度与流程书
教学方法与组织形式	1. 采取行动导向教学法、自主学习法、讲授与在线讨论法相结合的教学方法 2. 教师通过网络学习平台构建学习环境，通过任务引导学生自主学习，组织学生参加学习活动，指导学生完成学习任务，必要时提供面授辅导
教学流程	1. 教师对学习任务进行说明，学生明确学习任务 2. 学生网上自学文字讲义、教学课件、光盘、相关学习资料、阅读材料，完成本阶段练习题 3. 鼓励学生针对学习中的难点在网上提问，教师进行解答 4. 教师引导学生通过论坛分享一例呼吸系统常见病的病例，讨论患者病情演变的经过、护理经验及教训 5. 教师对学生学习任务进行评价并反馈
学业评价	1. 掌握呼吸系统常见病的基础理论知识（教师评价） 2. 能熟练地进行呼吸系统常用护理操作（小组评价） 3. 根据护理常规、护理操作流程、临床指南等对呼吸系统常见病患者实施护理和治疗，并完成一份呼吸系统常见病的护理病程记录（教师评价、小组评价）

临床常见病护理课业计划（二）

学习情境：循环系统常见病护理		学时建议：15学时
工作情境描述	循环系统常见病的护理是临床常见病护理中的重要内容，其典型工作情境是责任护士在心内科或监护病房，以小组合作或独立工作的形式，针对非急危重症的循环系统常见病患者，实施从入院至出院的完整护理活动	
学习任务	从临床实践工作中选出1例循环系统常见病的真实病例，完成一份护理病历，并结合该病例完成一份护理个案分析，总结该患者护理中的经验及教训，并提出改进措施。在专科实践中，为患者进行专科护理操作	
与其他学习情境的关系	循环系统疾病是临床常见疾病，常是其他系统疾病发病或加重的诱因，此任务是临床常见病护理的基础	

学习目标	完成本学习任务后，学生应当能够： 1. 复述循环系统的解剖、生理 2. 陈述循环系统常见病的基本特点、诊疗要点 3. 应用病史采集和护理查体技巧评估循环系统常见病患者 4. 能分析循环系统常见病患者存在的护理问题（包括常见心理问题） 5. 为循环系统常见病患者制订护理计划 6. 观察循环系统常见病患者病情及变化，准确地描述、记录和汇报 7. 做好循环系统特殊检查的指导与护理 8. 正确使用循环系统常用药物，并能够观察用药效果及不良反应，发现药物不良反应及时上报和处理 9. 熟练地进行心电图检查、心电监测、给氧等循环系统常用护理操作 10. 给予循环系统常见病患者个体化的健康教育、出院指导、心理支持及心理辅导
学习内容	1. 循环系统的解剖、生理 2. 循环系统常见病患者的护理评估 3. 循环系统常见病患者常见症状及护理（含PCI术后的护理、起搏器植入术后的护理） 4. 循环系统特殊检查及护理 5. 循环系统常见病［高血压、冠心病（心绞痛）、心律失常、心肌病］的病因、发病机制、临床表现、有关检查、诊断、治疗及健康教育要点 6. 循环系统常用药物及用药护理（含溶栓治疗的护理）
教学条件	1. 教学设备：计算机、网络、多媒体 2. 教学环境：网络教学平台、多媒体教室、情境模拟教室、医院等 3. 教师安排：每30名学生配备1名辅导老师 4. 学习资料：《内科护理学》循环系统部分、《儿科护理学》循环系统部分、循环科及胸科相关特殊检查流程及规范、《健康评估》循环系统部分教材及光盘、循环系统护理技术操作光盘（基础操作、专科操作）、《护理心理学》、循环系统常见病临床指南、医院规章制度与流程书
教学方法与组织形式	1. 采取行动导向教学法、自主学习法、讲授与在线讨论法相结合的教学方法 2. 教师通过网络学习平台构建学习环境，通过任务引导学生自主学习，组织学生参加学习活动，指导学生完成学习任务，必要时提供面授辅导
教学流程	1. 教师对学习任务进行说明，学生明确学习任务 2. 学生网上自学文字讲义、教学课件、光盘、相关学习资料、阅读材料，完成本阶段练习题 3. 鼓励学生针对学习中的难点在网上提问，教师进行解答 4. 教师引导学生通过论坛分享一例循环系统常见病的病例，讨论患者病情演变的经过、护理经验及教训 5. 教师对学生学习任务进行评价并反馈

学业评价	1. 掌握循环系统常见病的基础理论知识（教师评价） 2. 能熟练地进行心电图检查、心电监护、给氧、PCI 术前准备等常用护理操作（小组评价） 3. 根据护理常规、护理操作流程、临床指南等对循环系统常见病患者实施护理和治疗，并完成一份循环系统常见病的护理病程记录（教师评价、小组评价）

临床常见病护理课业计划（三）

学习情境：消化系统常见病护理		学时建议：18 学时

工作情境描述	消化系统疾病包括食管、胃、肠、肝、胆、胰以及腹膜、肠系膜、网膜等脏器的疾病，属临床常见病。消化系统常见病的护理是临床常见病护理中的重要内容，其典型工作情境是责任护士在消化科、胃肠外科或肝胆外科病房，以小组合作或独立工作的形式，针对非急危重症的消化系统常见病患者，实施从入院至出院的完整护理活动
学习任务	从临床实践工作中选出 1 例消化系统常见病的真实病例，完成一份护理病历，并结合该病例完成一份护理个案分析，总结该患者护理中的经验及教训，并提出改进措施。在专科实践中，为患者进行专科护理操作
与其他学习情境的关系	消化系统疾病是临床常见疾病，某些其他系统疾病在其病程中常会累及消化器官，并发消化系统疾病。此任务是临床常见病护理的基础
学习目标	完成本学习任务后，学生应当能够： 1. 根据护理常规、护理操作流程、临床指南等对消化系统常见病患者实施护理和治疗 2. 复述消化系统的解剖、生理 3. 陈述消化系统常见病的基本特点、诊疗要点 4. 应用病史采集和护理查体技巧评估消化系统常见病患者 5. 分析消化系统常见病患者存在的护理问题（包括常见心理问题） 6. 为消化系统常见病患者制订护理计划 7. 观察消化系统常见病患者病情及变化，准确地描述、记录和汇报 8. 做好消化系统特殊检查的指导与护理 9. 正确使用消化系统常用药物，并能够观察用药效果及不良反应，发现药物不良反应及时上报和处理 10. 熟练地进行消化系统常用护理操作 11. 给予消化系统常见病患者个体化的健康教育、出院指导、心理支持及心理辅导

学习内容	1. 消化系统的解剖、生理 2. 消化系统常见病患者的护理评估 3. 消化系统常见病患者常见症状及护理（含胃管置入及胃肠减压护理，心理支持及心理辅导技术） 4. 消化系统特殊检查及护理 5. 消化系统常见病（消化性溃疡、病毒性肝炎、肝癌、胰腺炎、胃癌、直肠癌、胰腺癌）的病因、发病机制、临床表现、有关检查、诊断、治疗及健康教育要点 6. 消化系统常用药物及用药护理 7. 消化系统常见病的外科治疗及护理（含引流管护理技术）
教学条件	1. 教学设备：计算机、网络、多媒体 2. 教学环境：网络教学平台、多媒体教室、情境模拟教室、医院等 3. 教师安排：每30名学生配备1名辅导老师 4. 学习资料：《内科护理学》消化系统部分、《外科护理学》消化系统部分、《儿科护理学》消化系统部分、消化科及胃肠外科、肝胆外科相关特殊检查流程及规范、《健康评估》消化系统部分、护理技术操作光盘、《护理心理学》、消化系统常见病临床指南、医院规章制度与流程书
教学方法与组织形式	1. 采取行动导向教学法、自主学习法、讲授与在线讨论法相结合的教学方法 2. 教师通过网络学习平台构建学习环境，通过任务引导学生自主学习，组织学生参加学习活动，指导学生完成学习任务，必要时提供面授辅导
教学流程	1. 教师对学习任务进行说明，学生明确学习任务 2. 学生网上自学文字讲义、教学课件、光盘、相关学习资料、阅读材料，完成本阶段练习题 3. 鼓励学生针对学习中的难点在网上提问，教师进行解答 4. 教师引导学生通过论坛分享一例消化系统常见病的病例，讨论患者病情演变的经过、护理经验及教训 5. 教师对学生学习任务进行评价并反馈
学业评价	1. 掌握消化系统常见病的基础理论知识（教师评价） 2. 能熟练地进行胃管置入及胃肠减压护理、引流管护理等消化系统常用护理操作（小组评价） 3. 根据护理常规、护理操作流程、临床指南等对消化系统常见病患者实施护理和治疗，并分别完成一份消化系统常见病的护理病程记录及护理个案分析（教师评价、小组评价）

临床常见病护理课业计划（四）

学习情境：血液系统部分疾病护理		学时建议：15学时	
工作情境描述	血液系统疾病的护理是临床护理中的重要内容，其典型工作情境是责任护士在血液科病房，以小组合作或独立工作的形式，针对血液系统疾病患者，实施从入院至出院的完整护理活动		

学习任务	从临床实践工作中选出1例血液系统疾病的真实病例，完成一份护理病历，并结合该病例完成一份护理个案分析，总结该患者护理中的经验及教训，并提出改进措施。在专科实践中，为患者进行专科护理操作
与其他学习情境的关系	血液系统疾病常加重各脏器损伤，此任务与其他学习情境相关联
学习目标	完成本学习任务后，学生应当能够： 1. 复述血液系统的解剖、生理 2. 陈述血液系统疾病的基本特点、诊疗要点 3. 应用病史采集和护理查体技巧评估血液系统疾病患者 4. 分析血液系统疾病患者存在的护理问题（包括常见心理问题） 5. 为血液系统疾病患者制订护理计划 6. 观察血液系统疾病患者病情及变化，准确地描述、记录和汇报 7. 做好血液系统疾病实验室检查的指导与护理 8. 正确使用血液系统常用药物，并能够观察用药效果及不良反应，发现药物不良反应及时上报和处理 9. 熟练地进行骨髓穿刺、腰椎穿刺等血液系统常用操作的配合 10. 给予血液系统疾病患者个体化的健康教育、出院指导、心理支持及心理辅导
学习内容	1. 血液系统的解剖、生理 2. 血液系统疾病患者的护理评估 3. 血液系统疾病患者常见症状及护理 4. 血液系统骨髓穿刺、腰椎穿刺配合及护理 5. 血液系统疾病（缺铁性贫血、重症再生障碍性贫血、白血病、出血性疾病）的病因、发病机制、临床表现、有关检查、诊断、治疗及健康教育要点 6. 血液系统常用药物及用药护理
教学条件	1. 教学设备：计算机、网络、多媒体 2. 教学环境：网络教学平台、多媒体教室、情境模拟教室、医院等 3. 教师安排：每30名学生配备1名辅导老师 4. 学习资料：《内科护理学》血液系统部分、《儿科护理学》血液系统部分、血液科相关特殊检查流程及规范、《健康评估》血液系统部分教材及光盘、血液系统护理技术操作光盘（基础操作、专科操作）、《护理心理学》、呼吸系统疾病临床指南、医院规章制度与流程书
教学方法与组织形式	1. 采取行动导向教学法、自主学习法、讲授与在线讨论法相结合的教学方法 2. 教师通过网络学习平台构建学习环境，通过任务引导学生自主学习，组织学生参加学习活动，指导学生完成学习任务，必要时提供面授辅导

教学流程	1. 教师对学习任务进行说明，学生明确学习任务 2. 学生网上自学文字讲义、教学课件、光盘、相关学习资料、阅读材料，完成本阶段练习题 3. 鼓励学生针对学习中的难点在网上提问，教师进行解答 4. 教师引导学生通过论坛分享一例血液系统常见病的病例，讨论患者病情演变的经过、护理经验及教训 5. 教师对学生学习任务进行评价并反馈
学业评价	1. 掌握血液系统常见病的基础理论知识（教师评价） 2. 能熟练配合骨髓穿刺术和腰椎穿刺术等操作（小组评价） 3. 根据护理常规、护理操作流程、临床指南等对血液系统疾病患者实施护理和治疗，并完成一份血液系统疾病的护理病程记录（教师评价、小组评价）

临床常见病护理课业计划（五）

学习情境：神经系统常见病护理		学时建议：18学时
工作情境描述	神经系统是人体最精细、最复杂的系统，神经系统常见病的护理是临床常见病护理中的重要内容，其典型工作情境是责任护士在神经内科或神经外科病房，以小组合作或独立工作的形式，针对神经系统常见病患者，实施从入院至出院的完整护理活动	
学习任务	从临床实践工作中选出1例神经系统常见病的真实病例，完成一份护理病历，并结合该病例完成一份护理个案分析，总结该患者护理中的经验及教训，并提出改进措施。在专科实践中，为患者进行专科护理操作	
与其他学习情境的关系	神经系统疾病是临床常见疾病，常是其他系统疾病加重的结果，此任务是临床常见病护理的重难点	
学习目标	完成本学习任务后，学生应当能够： 1. 复述神经系统的解剖、生理 2. 陈述神经系统常见病的基本特点、诊疗要点 3. 应用病史采集和护理查体技巧评估神经系统常见病患者 4. 分析神经系统常见病患者存在的护理问题（包括常见心理问题） 5. 为神经系统常见病患者制订护理计划 6. 观察神经系统常见病患者病情及变化，准确地描述、记录和汇报 7. 为意识障碍、瘫痪、感觉障碍、言语障碍患者提供护理措施 8. 做好神经系统特殊检查的指导与护理 9. 为接受神经系统外科治疗的患者提供相应的术前、术后护理 10. 给予神经系统常见病患者个体化的健康教育、出院指导、心理支持及心理辅导	

学习内容	1. 神经系统的解剖、生理 2. 神经系统常见病患者的护理评估 3. 神经系统常见病患者常见症状体征及护理 4. 神经系统特殊检查及护理 5. 神经系统常见病（脑梗死、脑出血、癫痫、颅内肿瘤）的病因、发病机制、临床表现、有关检查、诊断、治疗及健康教育要点 6. 神经系统常见病的外科治疗及护理
教学条件	1. 教学设备：计算机、网络、多媒体 2. 教学环境：网络教学平台、多媒体教室、情境模拟教室、医院等 3. 教师安排：每30名学生配备1名辅导老师 4. 学习资料：《内科护理学》神经系统部分、《外科护理学》神经系统部分、《健康评估》神经系统部分教材及光盘、《护理心理学》、神经系统常见病临床指南、医院规章制度与流程书
教学方法与组织形式	1. 采取行动导向教学法、自主学习法、讲授与在线讨论法相结合的教学方法 2. 教师通过网络学习平台构建学习环境，通过任务引导学生自主学习，组织学生参加学习活动，指导学生完成学习任务，必要时提供面授辅导
教学流程	1. 教师对学习任务进行说明，学生明确学习任务 2. 学生网上自学文字讲义、教学课件、光盘、相关学习资料、阅读材料，完成本阶段练习题 3. 鼓励学生针对学习中的难点在网上提问，教师进行解答 4. 教师引导学生通过论坛分享一例神经系统常见病的病例，讨论患者病情演变的经过、护理经验及教训 5. 教师对学生学习任务进行评价并反馈
学业评价	1. 掌握神经系统常见病的基础理论知识（教师评价） 2. 根据护理常规、护理操作流程、临床指南等对神经系统常见病患者实施护理和治疗，并完成一份神经系统常见病的护理病程记录（教师评价、小组评价）

临床常见病护理课业计划（六）

学习情境：内分泌与代谢性常见病护理	学时建议：12学时
工作情境描述	内分泌系统通过分泌激素调节人体的代谢过程、生长发育、脏器功能以及生殖衰老，维持人体内环境的稳定，以适应内外环境的变化。内分泌系统与代谢性疾病的护理是临床常见病护理中的重要内容，其典型工作情境是责任护士在内分泌科病房，以小组合作或独立工作的形式，针对非急危重症的内分泌与代谢性常见病患者，实施从入院至出院的完整护理活动
学习任务	从临床实践工作中选出1例内分泌与代谢常见病的真实病例，完成一份护理病历，并结合该病例完成一份护理个案分析，总结该患者护理中的经验及教训，并提出改进措施。在专科实践中，为患者进行专科护理操作

与其他学习情境的关系	内分泌与代谢性疾病是临床常见疾病，常与其他系统疾病伴发，其中糖尿病是动脉粥样硬化、冠心病、脑卒中的主要危险因素，此任务是临床常见病护理的基础
学习目标	完成本学习任务后，学生应当能够： 1.根据护理常规、护理操作流程、临床指南等对内分泌与代谢性常见病患者实施护理和治疗 2.复述内分泌系统的解剖、生理 3.陈述内分泌与代谢性常见病的基本特点、诊疗要点 4.应用病史采集和护理查体技巧评估内分泌与代谢性常见病患者 5.分析内分泌与代谢性常见病患者存在的护理问题（包括常见心理问题） 6.为内分泌与代谢性常见病患者制订护理计划 7.观察内分泌与代谢性常见病患者病情及变化，准确地描述、记录和汇报 8.做好内分泌与代谢性特殊检查的指导与护理 9.正确使用内分泌与代谢性常用药物，并能够观察用药效果及不良反应，发现药物不良反应及时上报和处理 10.熟练地进行血糖监测、胰岛素注射等内分泌与代谢性疾病常用护理操作 11.给予内分泌与代谢性常见病患者个体化的健康教育、出院指导、心理支持及心理辅导
学习内容	1.内分泌系统的解剖、生理 2.内分泌与代谢性常见病患者的护理评估 3.内分泌与代谢性常见病患者常见症状体征及护理 4.内分泌系统特殊检查及护理 5.内分泌与代谢性常见病（糖尿病、甲状腺功能亢进症、甲状腺功能减退症）的病因、发病机制、临床表现、有关检查、诊断、治疗及健康教育要点 6.甲状腺功能亢进症的手术治疗及护理 7.内分泌与代谢性疾病专科护理技术
教学条件	1.教学设备：计算机、网络、多媒体 2.教学环境：网络教学平台、多媒体教室、情境模拟教室、医院等 3.教师安排：每30名学生配备1名辅导老师 4.学习资料：《内科护理学》内分泌与代谢性疾病部分、《外科护理学》内分泌与代谢性疾病部分、《儿科护理学》内分泌与代谢性疾病部分、内分泌科及普外科相关特殊检查流程及规范、《健康评估》内分泌与代谢性疾病部分教材及光盘、内分泌系统护理技术操作光盘（基础操作、专科操作）、《护理心理学》、内分泌与代谢性疾病临床指南、医院规章制度与流程书
教学方法与组织形式	1.采取行动导向教学法、自主学习法、讲授与在线讨论法相结合的教学方法 2.教师通过网络学习平台构建学习环境，通过任务引导学生自主学习，组织学生参加学习活动，指导学生完成学习任务，必要时提供面授辅导

教学流程	1. 教师对学习任务进行说明，学生明确学习任务 2. 学生网上自学文字讲义、教学课件、光盘、相关学习资料、阅读材料，完成本阶段练习题 3. 鼓励学生针对学习中的难点在网上提问，教师进行解答 4. 教师引导学生通过论坛分享一列内分泌与代谢性疾病的病例，讨论患者病情演变的经过、护理经验及教训 5. 教师对学生学习任务进行评价并反馈
学业评价	1. 掌握内分泌与代谢性常见病的基础理论知识（教师评价） 2. 能熟练地进行血糖监测、胰岛素注射等专科护理操作（小组评价） 3. 根据护理常规、护理操作流程、临床指南等对内分泌与代谢性疾病患者实施护理和治疗，并完成一份内分泌与代谢性疾病的护理病历（教师评价、小组评价） 4. 完成一份内分泌与代谢性常见疾病患者的个案分析（教师评价、小组评价）

临床常见病护理课业计划（七）

学习情境：泌尿系统常见病护理	学时建议：18学时

工作情境描述	泌尿系统疾病是临床上一类多发病、常见病。其典型工作情境是责任护士在肾内科或泌尿科病房，以小组合作或独立工作的形式，针对非急危重症的泌尿系统常见病患者，实施从入院至出院的完整护理活动
学习任务	从临床实践工作中选出1例泌尿系统常见病的真实病例，完成一份护理病历，并结合该病例完成一份护理个案分析，总结该患者护理中的经验及教训，并提出改进措施。在专科实践中，为患者进行专科护理操作
与其他学习情境的关系	泌尿系统疾病是临床常见疾病，与内、外、妇、儿、神经等多科疾病相关，亦常由其他系统疾病加重累及，此任务是临床常见病护理的基础
学习目标	完成本学习任务后，学生应当能够： 1. 复述泌尿系统的解剖、生理 2. 陈述泌尿系统常见病的基本特点、诊疗要点 3. 应用病史采集和护理查体技巧评估泌尿系统常见病患者 4. 分析泌尿系统常见病患者存在的护理问题（包括常见心理问题） 5. 为泌尿系统常见病患者制订护理计划 6. 观察泌尿系统常见病患者病情及变化，准确地描述、记录和汇报 7. 做好泌尿系统特殊检查的指导与护理 8. 正确使用泌尿系统常用药物，并能够观察用药效果及不良反应，发现药物不良反应及时上报和处理 9. 熟练地进行尿道口护理、膀胱冲洗等泌尿系统常用护理操作 10. 给予泌尿系统常见病患者个体化的健康教育、出院指导、心理支持及心理辅导

学习内容	1. 泌尿系统的解剖、生理 2. 泌尿系统常见病患者的护理评估 3. 泌尿系统常见病患者常见症状及护理（含尿道口护理、膀胱冲洗等操作技术） 4. 泌尿系统特殊检查及护理 5. 泌尿系统常见病（慢性肾小球肾炎、肾病综合征、膀胱癌、肾肿瘤、泌尿系结石、前列腺增生）的病因、发病机制、临床表现、有关检查、诊断、治疗及健康教育要点 6. 泌尿系统常用药物及用药护理 7. 泌尿系统常见病的外科治疗及护理
教学条件	1. 教学设备：计算机、网络、多媒体 2. 教学环境：网络教学平台、多媒体教室、情境模拟教室、医院等 3. 教师安排：每30名学生配备1名辅导老师 4. 学习资料：《内科护理学》泌尿系统部分、《外科护理学》泌尿系统部分、《儿科护理学》泌尿系统部分、泌尿科及肾内科相关特殊检查流程及规范、《健康评估》泌尿系统部分教材及光盘、《护理心理学》、泌尿系统常见病临床指南、医院规章制度与流程书
教学方法与组织形式	1. 采取行动导向教学法、自主学习法、讲授与在线讨论法相结合的教学方法 2. 教师通过网络学习平台构建学习环境，通过任务引导学生自主学习，组织学生参加学习活动，指导学生完成学习任务，必要时提供面授辅导
教学流程	1. 教师对学习任务进行说明，学生明确学习任务 2. 学生网上自学文字讲义、教学课件、光盘、相关学习资料、阅读材料，完成本阶段练习题 3. 鼓励学生针对学习中的难点在网上提问，教师进行解答 4. 教师引导学生通过论坛分享一例泌尿系统常见病的病例，讨论患者病情演变的经过、护理经验及教训 5. 教师对学生学习任务进行评价并反馈
学业评价	1. 掌握泌尿系统常见病的基础理论知识（教师评价） 2. 能熟练地进行有效地尿道口护理、膀胱冲洗等泌尿系统常用护理操作（小组评价） 3. 根据护理常规、护理操作流程、临床指南等对泌尿系统常见病患者实施护理和治疗，并完成一份泌尿系统常见病的护理病程记录（教师评价、小组评价）

临床常见病护理课业计划（八）

学习情境：生殖系统常见病的护理	学时建议：12学时
工作情境描述	女性生殖系统的疾病包括各种妇科炎症，良、恶性肿瘤等。生殖系统常见病的护理是临床常见病护理中的重要内容，其典型工作情境是责任护士在妇科，以小组合作或独立工作的形式，针对非急危重症的生殖系统常见病患者，实施从入院至出院的完整护理活动

学习任务	从临床实践工作中选出1例生殖系统常见病的真实病例,完成一份护理病历,并结合该病例完成一份护理个案分析,总结该患者护理中的经验及教训,并提出改进措施。在专科实践中,为患者进行专科护理操作
与其他学习情境的关系	生殖系统疾病是临床常见疾病,严重影响女性身心健康,该系统独立成章,专科性较强
学习目标	完成本学习任务后,学生应当能够: 1.复述生殖系统的解剖、生理 2.陈述生殖系统常见病的基本特点、诊疗要点 3.应用病史采集和护理查体技巧评估生殖系统常见病患者 4.分析生殖系统常见病患者存在的护理问题(包括常见心理问题) 5.为生殖系统常见病患者制订护理计划 6.观察生殖系统常见病患者病情及变化,准确地描述、记录和汇报 7.做好生殖系统特殊检查的指导与护理 8.正确使用生殖系统常用药物,并能够观察用药效果及不良反应,发现药物不良反应及时上报和处理 9.熟练地进行会阴冲/擦洗、阴道冲洗、阴道栓剂插入法、高锰酸钾坐浴、硫酸镁湿敷等专科护理操作,同时能熟练指导患者进行有效地咳嗽、胸部叩击、给氧、雾化吸入等基础护理操作,对妇科手术患者实施围术期护理 10.给予生殖系统常见病患者个体化的健康教育、出院指导、心理支持及心理辅导
学习内容	1.生殖系统的解剖、生理 2.生殖系统常见病患者的护理评估 3.生殖系统常见病患者常见症状及护理(含阴道冲洗、阴道栓剂插入法、高锰酸钾坐浴、硫酸镁湿敷技术,以及生殖系统疾病患者的心理支持及心理辅导技术) 4.生殖系统特殊检查及护理 5.生殖系统常见病(妇科炎症、宫颈癌、子宫内膜异位)的病因、发病机制、临床表现、有关检查、诊断、治疗及健康教育要点 6.生殖系统常用药物及用药护理(含化疗药物的使用) 7.生殖系统常见病的外科治疗及护理
教学条件	1.教学设备:计算机、网络、多媒体 2.教学环境:网络教学平台、多媒体教室、情境模拟教室、医院等 3.教师安排:每30名学生配备1名辅导老师 4.学习资料:《妇产科护理学》女性生殖系统炎症患者的护理部分、妇科相关特殊检查流程及规范、《健康评估》生殖系统部分教材及光盘、生殖系统护理技术操作光盘(基础操作、专科操作)、《护理心理学》、生殖系统常见病临床指南、医院规章制度与流程书
教学方法与组织形式	1.采取行动导向教学法、自主学习法、讲授与在线讨论法相结合的教学方法 2.教师通过网络学习平台构建学习环境,通过任务引导学生自主学习,组织学生参加学习活动,指导学生完成学习任务,必要时提供面授辅导

教学流程	1. 教师对学习任务进行说明，学生明确学习任务 2. 学生网上自学文字讲义、教学课件、光盘、相关学习资料、阅读材料，完成本阶段练习题 3. 鼓励学生针对学习中的难点在网上提问，教师进行解答 4. 教师引导学生通过论坛分享一例生殖系统常见病的病例，讨论患者病情演变的经过、护理经验及教训 5. 教师对学生学习任务进行评价并反馈
学业评价	1. 掌握生殖系统常见病的基础理论知识（教师评价） 2. 能熟练地进行会阴冲/擦洗、阴道冲洗、阴道栓剂插入法、高锰酸钾坐浴、硫酸镁湿敷等专科护理操作，同时能指导患者有效地咳嗽，熟练进行胸部叩击、给氧、雾化吸入等基础护理操作 3. 根据护理常规、护理操作流程、临床指南等对生殖系统常见病患者实施护理和治疗，并完成一份生殖系统常见病的护理病程记录（教师评价、小组评价）

临床常见病护理课业计划（九）

学习情境：骨骼运动系统常见病护理——颈肩痛、腰腿痛		学时建议：6 学时
工作情境描述	颈肩痛、腰腿痛是骨科及康复医学科门诊常见疾病，该疾病是影响人们正常生活与工作的最常见原因之一。骨骼运动系统常见病中颈肩痛、腰腿痛的护理是临床常见病护理中的重要内容，其典型工作情境是责任护士在骨科病房，以小组合作或独立工作的形式，针对非急危重症的骨骼运动系统常见病患者，实施从入院至出院的完整护理活动	
学习任务	从临床实践工作中选出 1 例颈、腰椎疾病的真实病例，完成一份护理病历，并结合该病例完成一份护理个案分析，总结该患者护理中的经验及教训，并提出改进措施。在专科实践中，为患者进行专科护理操作	
与其他学习情境的关系	颈肩痛、腰腿痛是临床常见疾病，老年性退行性变是临床重要原因。尤其是颈肩痛患者椎动脉和交感神经受到刺激后出现的头、眼、耳、心和胸等表现与这些器官本身病变时的表现相似	
学习目标	完成本学习任务后，学生应当能够： 1. 复述颈、腰椎解剖及疾病病因 2. 陈述颈、腰椎疾病分型及临床表现 3. 分析颈、腰椎疾病患者存在的护理问题（包括常见心理问题） 4. 为颈、腰椎疾病患者制订护理计划 5. 观察颈、腰椎疾病患者病情及变化，准确地描述、记录和汇报 6. 正确搬运患者，为颈、腰椎术后患者进行轴线翻身，指导患者正确起床 7. 给予颈、腰椎疾病患者个体化的健康教育、康复指导	

学习内容	1. 颈、腰椎疾病的解剖、病因 2. 颈、腰椎疾病分型及临床表现 3. 颈、腰椎疾病相关检查、处理原则 4. 颈、腰椎疾病患者的护理评估 5. 颈、腰椎疾病围术期护理（术前护理、术后护理、健康教育及康复指导） 6. 颈、腰椎患者搬运、轴线翻身、起床等方法
教学条件	1. 教学设备：计算机、网络、多媒体 2. 教学环境：网络教学平台、多媒体教室、情境模拟教室、医院等 3. 教师安排：每30名学生配备1名辅导老师 4. 学习资料：《外科护理学》相关部分、骨骼肌肉系统常见病临床指南、医院规章制度与流程书
教学方法与组织形式	1. 采取行动导向教学法、自主学习法、讲授与在线讨论法相结合的教学方法 2. 教师通过网络学习平台构建学习环境，通过任务引导学生自主学习，组织学生参加学习活动，指导学生完成学习任务，必要时提供面授辅导
教学流程	1. 教师对学习任务进行说明，学生明确学习任务 2. 学生网上自学文字讲义、教学课件、光盘、相关学习资料、阅读材料，完成本阶段练习题 3. 鼓励学生针对学习中的难点在网上提问，教师进行解答 4. 教师引导学生通过论坛分享一例骨骼肌肉系统常见病的病例，讨论患者病情演变的经过、护理经验及教训 5. 教师对学生学习任务进行评价并反馈
学业评价	1. 掌握颈、腰椎疾病的基础理论知识（教师评价） 2. 能熟练地进行术后搬运、轴线翻身、协助起床等颈、腰椎疾病常用护理操作（小组评价） 3. 根据护理常规、护理操作流程、临床指南等对颈、腰椎疾病患者实施护理和治疗，并完成一份颈椎或腰椎疾病的护理病程记录（教师评价、小组评价）

临床常见病护理课业计划（十）

学习情境：围生期护理		学时建议：6学时
工作情境描述		高危孕产妇的护理是产科常见病护理中的重要内容，其中妊娠期高血压疾病是产科常见且危重的疾病，其典型工作情境是产科护士在产科或产房，以小组合作或独立工作的形式，针对高危孕产妇，实施从入院至出院的完整护理活动
学习任务		从临床实践工作中选出1例妊娠并发症的真实病例，完成一份护理病历，并结合该病例完成一份护理个案分析，总结该患者护理中的经验及教训，并提出改进措施。在专科实践中，为妊娠高血压患者进行专科护理操作

与其他学习情境的关系	妊娠并发症在产科比较常见，其中妊娠期高血压是一组以妊娠期血压异常为主要临床表现的疾病
学习目标	完成本学习任务后，学生应当能够： 1. 复述高危妊娠的定义 2. 陈述常见妊娠期并发症的特点 3. 陈述妊娠期高血压疾病的基本特点 4. 陈述妊娠期高血压疾病的分类 5. 陈述妊娠期高血压疾病的诊疗要点 6. 利用护理评估手段评估妊娠期高血压疾病患者状况 7. 为妊娠期高血压疾病患者制订护理计划 8. 正确使用治疗妊娠期高血压疾病的常用药物，并能够观察用药效果及不良反应，发现药物不良反应及时上报和处理 9. 给予妊娠期高血压疾病患者个体化的健康教育、出院指导、心理支持及心理辅导
学习内容	1. 高危妊娠的概念和范畴 2. 常见的妊娠并发症及其特点 3. 妊娠期高血压疾病的概念 4. 妊娠期高血压疾病的分类 5. 妊娠期高血压疾病的病因、发病机制、临床表现、有关检查、诊断、治疗及健康教育要点 6. 妊娠期高血压疾病常用药物及用药护理
教学条件	1. 教学设备：计算机、网络、多媒体 2. 教学环境：网络教学平台、多媒体教室、情境模拟教室、医院等 3. 教师安排：每30名学生配备1名辅导老师 4. 学习资料：《内科护理学》循环系统部分、《妇产科护理学》高危妊娠部分，产科临床指南、医院规章制度与流程书
教学方法与组织形式	1. 采取行动导向教学法、自主学习法、讲授与在线讨论法相结合的教学方法 2. 教师通过网络学习平台构建学习环境，通过任务引导学生自主学习，组织学生参加学习活动，指导学生完成学习任务，必要时提供面授辅导
教学流程	1. 教师对学习任务进行说明，学生明确学习任务 2. 学生网上自学文字讲义、教学课件、光盘、相关学习资料、阅读材料，完成本阶段练习题 3. 鼓励学生针对学习中的难点在网上提问，教师进行解答 4. 教师引导学生通过论坛分享一例妊娠高血压疾病的病例，讨论患者病情演变的经过、护理经验及教训 5. 教师对学生学习任务进行评价并反馈
学业评价	1. 掌握高危妊娠部分的基础理论知识（教师评价） 2. 根据护理常规、护理操作流程、临床指南等对妊娠高血压疾病患者实施护理和治疗，并完成一份护理病程记录（教师评价、小组评价）

临床常见病护理课业计划（十一）

学习情境：小儿常见疾病的护理	学时建议：6学时

工作情境描述	儿童处于不断生长发育的过程中，各系统器官发育不够成熟，容易罹患各种疾病。小儿常见疾病的护理是临床常见病护理中的重要内容，其典型工作情境是责任护士在新生儿病房、普通儿科病房，以小组合作或独立工作的形式，针对非急危重症的患儿，实施从入院至出院的完整护理活动
学习任务	从临床实践工作中选出1例小儿常见疾病的真实病例，完成一份护理病历，并结合该病例完成一份护理个案分析，总结该患儿护理中的经验及教训，并提出改进措施。在专科实践中，为患儿进行专科护理操作
与其他学习情境的关系	新生儿黄疸、腹泻、肺炎是小儿常见疾病，正确有效地护理该类疾病患儿是临床儿科护士掌握其他疾病患儿护理技术的基础
学习目标	完成本学习任务后，学生应当能够： 1. 复述新生儿黄疸的类型及特点 2. 陈述新生儿溶血病的病因、临床表现 3. 熟练地为患儿进行光疗前、中、后的护理 4. 解释小儿体液平衡的特点 5. 判断小儿脱水的性质、程度和矫正方法 6. 复述小儿腹泻的病因、临床表现和治疗要点 7. 正确使用腹泻患儿常用药物 8. 制订婴幼儿腹泻的护理计划 9. 叙述小儿肺炎的病因、分类及其临床表现 10. 观察肺炎患儿的病情变化，判断是否出现并发症，准确描述、记录和汇报 11. 熟练地指导患儿进行有效咳嗽、为患儿进行胸部叩击等胸部物理治疗，掌握给氧、吸痰、体位引流等呼吸系统系统患儿常用护理操作 12. 为肺炎患儿制订护理计划 13. 为小儿常见病患者及家属进行个体化的健康教育、出院指导、心理支持及心理辅导
学习内容	1. 新生儿黄疸的分类及特点 2. 新生儿溶血病的病因、发病机制及临床表现 3. 新生儿黄疸的护理 4. 光疗的护理 5. 小儿体液平衡的特点 6. 脱水的性质、程度，低钾血症及代谢性酸中毒 7. 液体疗法常用液体、配制及补液方法 8. 婴幼儿腹泻的病因、临床表现及治疗要点 9. 婴幼儿腹泻的常见护理问题及护理措施 10. 小儿肺炎的病因、分类及其临床表现 11. 小儿肺炎的常见护理问题及护理措施

教学条件	1. 教学设备：计算机、网络、多媒体 2. 教学环境：网络教学平台、多媒体教室、情境模拟教室、医院等 3. 教师安排：每30名学生配备1名辅导老师 4. 学习资料：《儿科护理学》新生儿疾病的护理部分、呼吸系统部分、消化系统部分、《内科护理学》呼吸系统部分、《呼吸系统护理技术操作》光盘（基础操作、专科操作）、新生儿护理技术操作光盘（基础操作、专科操作）、《护理心理学》、规章制度与流程书
教学方法与组织形式	1. 采取行动导向教学法、自主学习法、讲授与在线讨论法相结合的教学方法 2. 教师通过网络学习平台构建学习环境，通过任务引导学生自主学习，组织学生参加学习活动，指导学生完成学习任务，必要时提供面授辅导
教学流程	1. 教师对学习任务进行说明，学生明确学习任务 2. 学生网上自学文字讲义、教学课件、光盘、相关学习资料、阅读材料，完成本阶段练习题 3. 鼓励学生针对学习中的难点在网上提问，教师进行解答 4. 教师引导学生通过论坛分享一例小儿常见病的病例，讨论患者病情演变的经过、护理经验及教训 5. 教师对学生学习任务进行评价并反馈
学业评价	1. 掌握小儿常见病的基础理论知识（教师评价） 2. 能熟练地进行光疗护理，指导患儿有效地咳嗽，进行胸部叩击、给氧、吸痰、体位引流等小儿常用护理操作（小组评价） 3. 根据护理常规、护理操作流程、临床指南等对小儿常见病患儿实施护理和治疗，并完成一份小儿常见病的护理病程记录（教师评价、小组评价）

急危重症护理

课程标准

课程名称：急危重症护理
适用专业：护理学专业（专升本）
学时学分：72学时，4学分

一、课程性质

急危重症护理是关于急危重症患者救治和护理的理论实践一体化的课程。该课程基于临床常见病护理，建立在内科护理学、外科护理学、妇产科护理学、儿科护理学、护理学基础、健康评估、医学伦理学、心理学以及人际沟通等专业知识基础上，是护理学专业必修课程。学习本门课程旨在提升学生对急危重症患者的急救和护理能力。

二、典型工作任务描述

随着人口的老龄化以及疾病谱的转变，肿瘤、心脑血管疾病、糖尿病等病因复杂、预后不良的慢性非传染性疾病已经成为临床护士面临的最常见疾病，急危重症患者日益增多。随着医学飞速发展、诊疗技术日益精深，抢救技术和监测技术不断发展，各种新的抢救和监测仪器的使用，为更多的急危重症患者赢得了救治机会，护理工作中面临的急危重症护理问题也越来越多、越复杂。作为一名临床护士，必须掌握急危重症患者的生物、心理以及社会基本特征，熟悉临床常见急危重症的基础知识和抢救技术，能够及早发现和及时处理患者的病情变化，以促进患者康复，或延缓病情进展，减轻患者痛苦。

急危重症护理的典型工作任务是责任护士在各专科普通住院病房，以独立工作或小组合作的形式，针对病情紧急、危重患者实施的，从识别和发现急危重症患者、及时上报、积极配合抢救、观察病情变化至患者病情平稳的一系列护理活动。通过护理评估发现问题，并根据急危重症护理常规、抢救流程给予积极抢救是急危重症护理中责任护士主要的工作。

其具体的工作过程是：①识别和发现急危重症患者的病情变化；②及时上报主管医生和护士长；③根据急危重症护理常规、抢救流程积极配合抢救，包括各项生命支持技术的实施、给药、口头医嘱的核对执行、抢救仪器的使用等；④密切监测，观察病情变化，直至患者病情平稳；⑤在患者抢救过程中，责任护士应按照护理记录书写规范认真完成抢救记录。

三、课程目标

学生在临床工作中，能识别和发现急危重症患者病情变化，及时上报，积极配合抢救，持续观察病情变化，对患者实施整体护理。

具体目标是学生学习后能够:

1. 按急危重症护理常规、抢救流程和预案、临床指南等完成常见急危重症患者抢救配合和护理工作。
2. 陈述常见急危重症患者的解剖、生理改变。
3. 陈述常见急危重症急救相关知识、抢救要点。
4. 观察常见急危重症患者病情及变化,准确地描述、记录和汇报。
5. 熟练应用监护仪器和设备,及时识别病情变化、关注危急值(电解质、血气、心电图),及时报告。
6. 正确使用常用抢救药物,并能够观察用药效果及不良反应。
7. 正确使用和维护呼吸机、监护仪等抢救仪器设备。
8. 持续改进工作,不断完善危重患者抢救流程。
9. 运用应急预案,及时应对突发事件。

四、工作与学习内容

1. 工作对象和基本内容:主要为各系统的急危重症患者的护理,具体包括:
(1) 呼吸系统:呼吸衰竭、肺栓塞、张力性气胸
(2) 循环系统:心力衰竭、高血压急症、心搏骤停
(3) 消化系统:肠梗阻、肝硬化、重症胰腺炎、上消化道出血、休克
(4) 神经系统:癫痫持续状态、脑水肿
(5) 内分泌与代谢:糖尿病酮症酸中毒、甲状腺危象
(6) 泌尿系统:急性肾衰竭、慢性肾衰竭

2. 工具及材料
(1) 相关书籍:《内科护理学》《外科护理学》《妇产科护理学》《儿科护理学》《护理学基础》《健康评估》《医学伦理学》《心理学》《人际沟通》等书籍
(2) 各种疾病的临床治疗指南
(3) 急危重症护理常规
(4) 急危重症患者应急预案
(5) 急危重症患者抢救流程
(6) 评估表
(7) 危重患者护理计划
(8) 护理记录单
(9) 护理用物(血压计、听诊器、急救药品及物品等)
(10) 急救设备(除颤仪、呼吸机、血液透析仪、简易呼吸器、心电监护仪等)
(11) 抢救仪器/设备使用说明书
(12) 抢救药物说明书
(13) 满意度调查问卷
(14) 核心制度(交接班制度、药品查对制度、重患者护理制度等)
(15) 评估量表(疼痛评估表)
(16) 护理信息管理工具(移动护士站等)

（17）电子信息产品（多媒体等）

3. 工作方法

（1）沟通技巧

（2）护理评估方法

（3）心理行为观察

（4）寻求相关部门支持（如专科会诊）

（5）专题讨论

（6）心肺复苏技术

（7）抢救及监护仪器设备的操作方法

（8）评判性思维的方法

（9）书写护理记录的方法

（10）护理查房

（11）病例讨论（特殊、疑难、死亡、复杂）

（12）循证护理

（13）护理程序

（14）满意度调查

（15）模拟演练

4. 工作组织方式

（1）与医生、其他护理人员、医技、后勤等相关人员进行沟通配合

（2）与护士长沟通、汇报

（3）与患者或家属沟通

（4）与其他护士交接班

（5）护士间的抢救配合

5. 工作要求

（1）遵守卫生行业法规及规章、行为规范、服务标准，按照急危重症护理常规、抢救流程和预案、临床指南、工作流程等对急危重症患者实施护理和治疗活动。

（2）及时识别和发现危重患者病情变化，及时处理报告医生。

（3）运用急救相关知识和技能有效完成抢救配合和护理工作。

（4）密切监测，及时识别病情变化、严重心律失常、关注危急值（电解质、血气分析、心电图），及时报告处理。

（5）正确使用抢救药物，观察不良反应。

（6）正确使用和维护抢救仪器设备，做好管路的护理与管理。

（7）持续改进工作，不断完善危重患者抢救流程。

（8）能够运用应急预案，及时应对突发事件。

（9）及时、准确做好抢救记录。

五、课程内容和要求

学习情境（一）：呼吸系统急危重症护理	
学习目标	学习内容
完成本学习任务后，学生应当能够： 1. 遵守卫生行业法规及规章，按急危重症护理常规、抢救流程和预案、临床指南等完成呼吸系统急危重症患者抢救配合和护理工作 2. 陈述呼吸系统急危重症患者的解剖、生理改变 3. 陈述呼吸系统常见急危重症急救知识、抢救要点 4. 观察呼吸系统急危重症患者病情及变化，准确地描述、记录和汇报 5. 熟练应用监护仪器和设备，及时识别病情变化、严重心律失常、关注危急值（电解质、血气分析、心电图），及时报告 6. 正确使用呼吸系统常用抢救药物，并能够观察用药效果及不良反应 7. 正确使用和维护呼吸机等抢救仪器设备 8. 持续改进工作，不断完善危重患者抢救流程 9. 运用应急预案，及时应对突发事件	1. 呼吸系统急危重症的解剖、生理改变 2. 呼吸系统常见急危重症的病情评估与监护（含血气分析） 3. 机械通气及相关护理技术 4. 呼吸系统特殊检查及护理 5. 呼吸系统疾病（呼吸衰竭、肺栓塞、张力性气胸）的病因、发病机制、临床表现、有关检查、诊断、抢救流程和护理常规 6. 呼吸系统常用抢救药物及用药护理（用药效果及不良反应观察） 7. 呼吸机等抢救仪器设备的使用和维护 8. 危重患者抢救流程 9. 应急预案
学时：12	
教学建议与说明：教师为学生提供课程学习指导和建议，确保学生了解本阶段学习任务和要求，引导学生自主学习本课程提供的资源，并按照学习进度要求完成作业和考核	
学习情境（二）：循环系统急危重症护理	
学习目标	学习内容
完成本学习任务后，学生应当能够： 1. 遵守卫生行业法规及规章，按照急危重症护理常规、抢救流程和预案、临床指南等完成呼吸系统急危重症患者抢救配合和护理工作 2. 复述循环系统急危重症的解剖、生理的改变 3. 陈述循环系统急危重症急救知识、抢救要点 4. 观察呼吸系统急危重症患者病情及变化，准确地描述、记录和汇报	1. 循环系统危重患者的解剖、生理改变 2. 循环系统急危重症患者病情评估与监护 3. 循环系统疾病（心力衰竭、高血压急症、心搏骤停）的病因、发病机制、临床表现、有关检查、诊断、抢救流程和护理常规

5. 熟练应用监护仪器和设备，及时识别病情变化、严重心律失常、关注危急值（电解质、血气分析、心电图），及时报告 6. 正确使用循环系统常用抢救药物，并能够观察用药效果及不良反应 7. 正确使用和维护呼吸机、监护仪、除颤器等抢救仪器设备 8. 持续改进工作，不断完善危重患者抢救流程 9. 能够运用应急预案，及时应对突发事件	4. 循环系统常见急危重症的急救技术 5. 应用监护仪器和设备，识别病情变化、严重心律失常、关注危急值（电解质、血气分析、心电图）及时报告 6. 循环系统常用抢救药物的使用及护理 7. 呼吸机、监护仪、除颤器等抢救仪器设备的使用和维护 8. 危重患者抢救流程 9. 应急预案
学时：12	
教学建议与说明：教师为学生提供课程学习指导和建议,确保学生了解本阶段学习任务和要求，引导学生自主学习本课程提供的资源，并按照学习进度要求完成作业和考核	

学习情境（三）：消化系统急危重症护理

学习目标	学习内容
完成本学习任务后，学生应当能够： 1. 遵守卫生行业法规及规章，按照急危重症护理常规、抢救流程和预案、临床指南等完成呼吸系统急危重症患者抢救配合和护理工作 2. 复述循环系统急危重症的解剖、生理的改变 3. 陈述消化系统急危重症急救知识、抢救要点 4. 观察消化系统急危重症患者病情及变化，准确地描述、记录和汇报 5. 熟练应用监护仪器和设备，及时识别病情变化、严重心律失常、关注危急值（电解质、血气分析、心电图），及时报告 6. 正确使用消化系统常用抢救药物，并能够观察用药效果及不良反应 7. 正确使用和维护呼吸机、监护仪等抢救仪器设备 8. 持续改进工作，不断完善危重患者抢救流程 9. 运用应急预案，及时应对突发事件	1. 消化系统危重患者的解剖、生理改变 2. 消化系统急危重症患者的病情评估与监护 3. 消化系统疾病（肠梗阻、肝硬化、重症胰腺炎、上消化道出血、休克）的病因、发病机制、临床表现、有关检查、诊断、抢救流程和护理常规 4. 消化系统常见急危重症的急救技术 5. 应用监护仪器和设备，识别病情变化、严重心律失常、关注危急值（电解质、血气分析、心电图）及时报告 6. 消化系统常用抢救药物的使用及护理 7. 呼吸机、监护仪等抢救仪器设备的使用和维护 8. 危重患者抢救流程 9. 应急预案
学时：16	
教学建议与说明：教师为学生提供课程学习指导和建议,确保学生了解本阶段学习任务和要求，引导学生自主学习本课程提供的资源，并按照学习进度要求完成作业和考核	

学习情境（四）：神经系统急危重症护理

学习目标	学习内容
完成本学习任务后，学生应当能够： 1. 遵守卫生行业法规及规章，按照急危重症护理常规、抢救流程和预案、临床指南等完成神经系统急危重症患者抢救配合和护理工作 2. 复述神经系统急危重症的解剖、生理的改变 3. 陈述神经系统急危重症急救知识、抢救要点 4. 观察神经系统急危重症患者病情及变化，准确地描述、记录和汇报 5. 熟练应用监护仪器和设备，及时识别病情变化、严重心律失常、关注危急值（电解质、血气分析、心电图），及时报告 6. 正确使用神经系统常用抢救药物，并能够观察用药效果及不良反应 7. 正确使用和维护呼吸机、监护仪等抢救仪器设备 8. 持续改进工作，不断完善危重患者抢救流程 9. 运用应急预案，及时应对突发事件	1. 神经系统危重患者的解剖、生理改变 2. 神经系统急危重症患者病情评估与监护 3. 神经系统疾病（癫痫持续状态、脑水肿）的病因、发病机制、临床表现、有关检查、诊断、抢救流程和护理常规 4. 神经系统常见急危重症的急救技术 5. 应用神经系统常用监护仪器和设备，识别病情变化、严重心律失常、关注危急值（电解质、血气分析、心电图），及时报告 6. 神经系统常用抢救药物、效果及不良反应观察 7. 呼吸机、监护仪、除颤器等抢救仪器设备的使用和维护 8. 危重患者抢救流程 9. 应急预案
学时：12	
教学建议与说明：教师为学生提供课程学习指导和建议，确保学生了解本阶段学习任务和要求，引导学生自主学习本课程提供的资源，并按照学习进度要求完成作业和考核	
学习情境（五）：内分泌系统及代谢性急危重症护理	
学习目标	学习内容
完成本学习任务后，学生应当能够： 1. 遵守卫生行业法规及规章，按照急危重症护理常规、抢救流程和预案、临床指南等完成糖尿病酮症酸中毒和甲状腺危象患者抢救配合和护理工作 2. 陈述糖尿病酮症酸中毒和甲状腺危象患者的病理生理改变 3. 陈述糖尿病酮症酸中毒和甲状腺危象急救相关知识、抢救要点 4. 观察糖尿病酮症酸中毒和甲状腺危象患者病情及变化，准确地描述、记录和汇报 5. 熟练应用监护仪器和设备，及时识别病情变化、严重心律失常、关注危急值（电解质、血气、心电图），及时报告 6. 正确使用胰岛素、抗甲状腺药物、糖皮质激素等抢救药物，并能够观察用药效果及不良反应	1. 内分泌系统危重患者的解剖、生理改变 2. 内分泌系统急危重症患者病情评估与监护 3. 胰岛素泵及相关护理技术 4. 血糖监测技术及护理 5. 内分泌系统疾病（糖尿病酮症酸中毒、甲状腺危象）的病因、发病机制、临床表现、有关检查、诊断、抢救流程和护理常规

	7. 持续改进工作，不断完善危重患者抢救流程 8. 运用应急预案，及时应对突发事件	6. 内分泌系统常用抢救药物及用药护理（用药效果及不良反应） 7. 危重患者抢救流程 8. 应急预案
学时：8		
教学建议与说明：教师为学生提供课程学习指导和建议，确保学生了解本阶段学习任务和要求，引导学生自主学习本课程提供的资源，并按照学习进度要求完成作业和考核		

学习情境（六）：泌尿系统急危重症护理

学习目标	学习内容
完成本学习任务后，学生应当能够： 1. 遵守卫生行业法规及规章，按照急危重症护理常规、抢救流程和预案、临床指南等完成泌尿系统急危重症患者抢救配合和护理工作 2. 复述泌尿系统急危重症的解剖、生理的改变 3. 陈述泌尿系统常见急危重症急救知识、抢救要点 4. 观察泌尿系统急危重症患者病情及变化，准确地描述、记录和汇报 5. 熟练应用监护仪器和设备，及时识别病情变化、严重心律失常、关注危急值（电解质、血气分析、心电图），及时报告 6. 正确使用泌尿系统常用抢救药物，并能够观察用药效果及不良反应 7. 正确使用和维护血液净化仪器设备 8. 持续改进工作，不断完善危重患者抢救流程 9. 运用应急预案，及时应对突发事件	1. 泌尿系统危重患者的解剖、生理改变 2. 泌尿系统急危重症患者病情评估与监护 3. 泌尿系统疾病（急性肾衰竭、慢性肾衰竭）的病因、发病机制、临床表现、有关检查、诊断、抢救流程和护理常规 4. 泌尿系统常见急危重症的急救技术 5. 泌尿系统常用抢救药物、用药效果及不良反应的观察 6. 血液净化仪器设备的使用和维护 7. 危重患者抢救流程 8. 应急预案
学时：12	
教学建议与说明：教师为学生提供课程学习指导和建议，确保学生了解本阶段学习任务和要求，引导学生自主学习本课程提供的资源，并按照学习进度要求完成作业和考核	

六、相关说明

1. 教学方法与组织形式

采取行动导向教学法、自主学习法、讲授与在线讨论法相结合的教学方法。

教师通过网络学习平台构建学习环境，通过任务引导学生自主学习，组织学生参加学习活动，指导学生完成学习任务，必要时提供面授辅导。

2. 教学参考资料

专业书籍：《内科护理学》《外科护理学》《妇科护理学》《儿科护理学》《健康评估》教材及光盘。

相关书籍：临床科室特殊检查流程及规范、临床护理技术操作光盘（基础操作、专科操作）、《护理心理学》、各常见病临床指南。

相关资料：医院规章制度与流程书、医院工作制度。

3. 教学评价

本课程采用形成性评价及终结性评价两种形式，注重考核学生学习任务完成过程中的表现及进步，以教师评价为主，学生互评为辅，鼓励学生自主参与和探究，共包括三部分：

（1）学生基于课程设置的情境任务，完成1份工作反思日记、1份护理病历、1篇个案分析及专科操作实践等课程作业，通过网络平台提交，任课教师给予评价，此部分成绩占课程总成绩的45%。

（2）学生基于教师布置的讨论话题或作业完成情况，在课程论坛中参与互动交流，视学生在课程论坛中的参与情况，任课教师给予评价，此部分成绩占课程总成绩的5%。

（3）终结性评价：课程学习结束，基于课程任务对理论知识掌握的要求，组织学生参加纸质试卷考试，由任课教师给予评价，此项成绩占课程总成绩的50%。

若学生提交的课程作业或在论坛中的发言被评为优秀案例或精华帖，或学生分享资料（案例、解决方案、文献、教材、课件、网站等）得到师生一致好评，将获得不同程度的加分，但本课程总分不超过100分。

4. 课程资源

网络平台建有课程知识库，提供本课程学习相关的知识和内容，包括教师讲课视频和文字讲义，学生可根据个人学习需求查看浏览。同时，本课程教学要求及考核信息也在网络平台发布，学生需认真查看了解该类资源，按教学要求在教师指导下及时完成学习任务。

课业计划

急危重症护理课业计划（一）

学习情境：呼吸系统急危重症护理	学时建议：12 学时
工作情境描述	呼吸系统急危重症是临床常见的致死原因。其典型工作情境是责任护士在呼吸科或胸科病房，以小组合作或独立工作的形式，针对病情紧急、危重患者实施的，从识别和发现急危重症患者、及时上报、积极配合抢救、观察病情变化至患者病情平稳的一系列护理活动。护理程序是急危重症护理中责任护士主要的工作方法
学习任务	从临床实践工作中选出 1 例呼吸系统急危重症的真实病例，完成一份护理病历，并结合该病例完成一份个案分析，总结该患者护理中的经验及教训，并提出改进措施。在专科实践中，为患者进行专科护理操作
与其他学习情境的关系	呼吸系统急危重症在临床各科均常见，此任务是急危重症护理的基础
学习目标	完成本学习任务后，学生应当能够： 1.遵守卫生行业法规及规章，按照急危重症护理常规、抢救流程和预案、临床指南等完成呼吸系统急危重症患者抢救配合和护理工作 2.陈述呼吸系统急危重症患者的解剖、生理改变 3.陈述呼吸系统常见急危重症急救相关知识、抢救要点 4.观察呼吸系统急危重症患者病情及变化，准确地描述、记录和汇报 5.熟练应用监护仪器和设备，及时识别病情变化、严重心律失常、关注危急值（电解质、血气分析、心电图），及时报告 6.正确使用呼吸系统常用抢救药物，并能够观察用药效果及不良反应 7.正确使用和维护呼吸机等抢救仪器设备 8.持续改进工作，不断完善危重患者抢救流程 9.运用应急预案，及时应对突发事件
学习内容	1.呼吸系统急危重症的解剖、生理改变 2.呼吸系统常见急危重症的病情评估与监护（含血气分析） 3.机械通气及相关护理技术 4.呼吸系统特殊检查及护理 5.呼吸系统疾病（呼吸衰竭、肺栓塞、张力性气胸）的病因、发病机制、临床表现、有关检查、诊断、抢救流程和护理常规 6.呼吸系统常用抢救药物及用药护理（用药效果及不良反应观察） 7.呼吸机等抢救仪器设备的使用和维护 8.危重患者抢救流程 9.应急预案

教学条件	1. 教学设备：计算机、网络、多媒体 2. 教学环境：网络教学平台、多媒体教室、情境模拟教室、医院等 3. 教师安排：每30名学生配备1名辅导老师 4. 学习资料：《内科护理学》呼吸系统部分、《外科护理学》呼吸系统部分、《儿科护理学》呼吸系统部分、呼吸科及胸科相关特殊检查流程及规范、呼吸系统护理技术操作光盘（基础操作、专科操作）、呼吸系统常见病临床指南、医院规章制度与流程书
教学方法与组织形式	1. 采取行动导向教学法、自主学习法、讲授与在线讨论法相结合的教学方法。 2. 教师通过网络学习平台构建学习环境，通过任务引导学生自主学习，组织学生参加学习活动，指导学生完成学习任务，必要时提供面授辅导
教学流程	1. 教师对学习任务进行说明，学生明确学习任务 2. 学生网上自学文字讲义、教学课件、光盘、相关学习资料、阅读材料，完成本阶段练习题 3. 鼓励学生针对学习中的难点在网上提问，教师进行解答 4. 教师引导学生通过论坛分享一例呼吸系统常见病的病例，讨论患者病情演变的经过、护理经验及教训 5. 教师对学生学习任务进行评价并反馈
学业评价	1. 掌握呼吸系统急危重症的基础理论知识（教师评价） 2. 能熟练地使用机械通气及相关护理技术（小组评价） 3. 根据急危重症护理常规、抢救流程和预案、临床指南等对呼吸系统急危重症患者进行抢救配合和护理，并完成一份呼吸系统急危重症的抢救个案（教师评价、小组评价）

急危重症护理课业计划（二）

学习情境：循环系统急危重症护理		学时建议：12学时
工作情境描述	循环系统急危重症是临床常见的致死原因。其典型工作情境是责任护士在心内科及监护室或胸科病房，以小组合作或独立工作的形式，对病情紧急、危重患者实施的，从识别和发现急危重症患者、及时上报、积极配合抢救、观察病情变化至患者病情平稳的一系列护理活动。护理程序是急危重症护理中责任护士主要的工作方法	
学习任务	从临床实践工作中选出1例循环系统急危重症的真实病例，完成一份护理病历，并结合该病例完成一份个案分析，总结该患者护理中的经验及教训，并提出改进措施。在专科实践中，为患者进行专科护理操作	
与其他学习情境的关系	循环系统急危重症在临床各科均常见，此任务是急危重症护理的基础	

学习目标	完成本学习任务后，学生应当能够： 1. 遵守卫生行业法规及规章，按照急危重症护理常规、抢救流程和预案、临床指南等完成循环系统急危重症患者抢救配合和护理工作 2. 陈述循环系统急危重症患者的解剖、生理改变 3. 陈述循环系统常见急危重症急救相关知识、抢救要点 4. 观察循环系统急危重症患者病情及变化，准确地描述、记录和汇报 5. 熟练应用监护仪器和设备，及时识别病情变化、严重心律失常、关注危急值（心电图、电解质、血气分析）及时报告 6. 正确使用循环系统常用抢救药物，并能够观察用药效果及不良反应 7. 正确使用和维护除颤仪等抢救仪器设备 8. 持续改进工作，不断完善危重患者抢救流程 9. 能够运用应急预案，及时应对突发事件
学习内容	1. 循环系统急危重症的解剖、生理改变 2. 循环系统常见急危重症的病情评估与监护（含血气分析） 3. 机械通气及相关护理技术 4. 循环系统特殊检查及护理 5. 循环系统疾病 [心力衰竭、冠心病（急性心肌梗死）、高血压急症、心搏骤停] 的病因、发病机制、临床表现、有关检查、诊断、抢救流程和护理常规 6. 循环系统常用抢救药物及用药护理（用药效果及不良反应观察） 7. 除颤仪等抢救仪器设备的使用和维护
	8. 危重患者抢救流程 9. 应急预案
教学条件	1. 教学设备：计算机、网络、多媒体 2. 教学环境：网络教学平台、多媒体教室、情境模拟教室、医院等 3. 教师安排：每 30 名学生配备 1 名辅导老师 4. 学习资料：《内科护理学》循环系统部分、《儿科护理学》循环系统部分、心内科特殊检查流程及规范、循环系统护理技术操作光盘（基础操作、专科操作）、循环系统常见病临床指南、医院规章制度与流程书
教学方法与组织形式	1. 采取行动导向教学法、自主学习法、讲授与在线讨论法相结合的教学方法 2. 教师通过网络学习平台构建学习环境，通过任务引导学生自主学习，组织学生参加学习活动，指导学生完成学习任务，必要时提供面授辅导
教学流程	1. 教师对学习任务进行说明，学生明确学习任务 2. 学生网上自学文字讲义、教学课件、光盘、相关学习资料、阅读材料，完成本阶段练习题 3. 鼓励学生针对学习中的难点在网上提问，教师进行解答 4. 教师引导学生通过论坛分享一例循环系统常见病的病例，讨论患者病情演变的经过、护理经验及教训 5. 教师对学生学习任务进行评价并反馈

学业评价	1. 掌握循环系统急危重症的基础理论知识（教师评价） 2. 能熟练地使用除颤仪及相关护理技术（小组评价） 3. 根据急危重症护理常规、抢救流程和预案、临床指南等对循环系统急危重症患者进行抢救配合和护理，并完成一份循环系统急危重症的抢救个案（教师评价、小组评价）

急危重症护理课业计划（三）

学习情境：消化系统急危重症护理		学时建议：16 学时
工作情境描述	消化系统急危重症病死率高，病情发展迅速。其典型工作情境是责任护士在消化科或胃肠外科、肝胆外科病房，以小组合作或独立工作的形式，对病情紧急、危重患者实施的，从识别和发现急危重症患者、及时上报、积极配合抢救、观察病情变化至患者病情平稳的一系列护理活动。护理程序是急危重症护理中责任护士主要的工作方法	
学习任务	从临床实践工作中选出 1 例消化系统急危重症的真实病例，完成一份护理病历，并结合该病例完成一份个案分析，总结该患者护理中的经验及教训，并提出改进措施。在专科实践中，为患者进行专科护理操作	
与其他学习情境的关系	消化系统急危重症可有其他系统或全身表现，甚至在某个时期内会掩盖本系统的基本症状，另一方面，全身疾病常以消化系症状为其主要表现。消化系统急危重症在临床各科均常见，此任务是急危重症护理的基础	
学习目标	完成本学习任务后，学生应当能够： 1. 遵守卫生行业法规及规章，按照急危重症护理常规、抢救流程和预案、临床指南等完成消化系统急危重症患者抢救配合和护理工作 2. 陈述消化系统急危重症患者的解剖、生理改变 3. 陈述消化系统常见急危重症急救相关知识、抢救要点 4. 观察消化系统急危重症患者病情及变化，准确地描述、记录和汇报 5. 熟练应用监护仪器和设备，及时识别病情变化、严重心律失常、关注危急值（电解质、血气分析、心电图），及时报告 6. 正确使用消化系统常用抢救药物，并能够观察用药效果及不良反应 7. 正确使用和维护呼吸机、监护仪等抢救仪器设备 8. 持续改进工作，不断完善危重患者抢救流程 9. 运用应急预案，及时应对突发事件	
学习内容	1. 消化系统危重患者的解剖、生理改变 2. 消化系统急危重症患者病情评估与监护 3. 消化系统疾病（肠梗阻、肝硬化、重症胰腺炎、上消化道出血、休克）的病因、发病机制、临床表现、有关检查、诊断、抢救流程和护理常规 4. 消化系统常见急危重症的急救技术（含三腔管置入技术） 5. 应用监护仪器和设备，识别病情变化、严重心律失常、关注危急值（电解质、血气分析、心电图），及时报告	

学习内容	6. 消化系统常用抢救药物、用药效果及不良反应的观察 7. 呼吸机、监护仪等抢救仪器设备的使用和维护 8. 危重患者抢救流程 9. 应急预案
教学条件	1. 教学设备：计算机、网络、多媒体 2. 教学环境：网络教学平台、多媒体教室、情境模拟教室、医院等 3. 教师安排：每30名学生配备1名辅导老师 4. 学习资料：《内科护理学》消化系统部分、《外科护理学》消化系统部分、《儿科护理学》消化系统部分、消化科特殊检查流程及规范、消化系统常见病临床指南、医院规章制度与流程书
教学方法与组织形式	1. 采取行动导向教学法、自主学习法、讲授与在线讨论法相结合的教学方法 2. 教师通过网络学习平台构建学习环境，通过任务引导学生自主学习，组织学生参加学习活动，指导学生完成学习任务，必要时提供面授辅导
教学流程	1. 教师对学习任务进行说明，学生明确学习任务 2. 学生网上自学文字讲义、教学课件、光盘、相关学习资料、阅读材料，完成本阶段练习题 3. 鼓励学生针对学习中的难点在网上提问，教师进行解答 4. 教师引导学生通过论坛分享一例消化系统常见病的病例，讨论患者病情演变的经过、护理经验及教训 5. 教师对学生学习任务进行评价并反馈
学业评价	1. 掌握消化系统急危重症的基础理论知识（教师评价） 2. 能熟练地掌握三腔管置入及护理技术（小组评价） 3. 根据急危重症护理常规、抢救流程和预案、临床指南等对消化系统急危重症患者进行抢救配合和护理，并完成一份消化系统急危重症的抢救个案（教师评价、小组评价）

急危重症护理课业计划（四）

学习情境：神经系统急危重症护理	学时建议：12学时
工作情境描述	神经系统急危重症是临床常见的致死原因。其典型工作情境是责任护士在神经内科或神经外科病房，以小组合作或独立工作的形式，对病情紧急、危重患者实施的，从识别和发现急危重症患者、及时上报、积极配合抢救、观察病情变化至患者病情平稳的一系列护理活动。护理程序是急危重症护理中责任护士主要的工作方法
学习任务	从临床实践工作中选出1例神经系统急危重症的真实病例，完成一份护理病历，并结合该病例完成一份个案分析，总结该患者护理中的经验及教训，并提出改进措施。在专科实践中，为患者进行专科护理操作

与其他学习情境的关系	神经系统急危重症往往是临床各科疾病加重的结果，此任务是急危重症护理的重难点
学习目标	完成本学习任务后，学生应当能够： 1. 遵守卫生行业法规及规章，按照急危重症护理常规、抢救流程和预案、临床指南等完成神经系统急危重症患者抢救配合和护理工作 2. 陈述神经系统急危重症患者的解剖、生理改变 3. 陈述神经系统常见急危重症急救相关知识、抢救要点 4. 观察神经系统急危重症患者病情及变化，准确地描述、记录和汇报 5. 熟练应用监护仪器和设备，及时识别病情变化，并及时报告 6. 正确使用神经系统常用抢救药物，并能够观察用药效果及不良反应 7. 持续改进工作，不断完善危重患者抢救流程 8. 运用应急预案，及时应对突发事件
学习内容	1. 神经系统急危重症的解剖、生理改变 2. 神经系统常见急危重症的病情评估与监护 3. 神经系统急危重症（脑疝、蛛网膜下腔出血、癫痫持续状态、重症肌无力危象）的病因、发病机制、临床表现、有关检查、诊断、抢救流程和护理常规 4. 神经系统常用抢救药物及用药护理（用药效果及不良反应观察） 5. 危重患者抢救流程 6. 应急预案
教学条件	1. 教学设备：计算机、网络、多媒体 2. 教学环境：网络教学平台、多媒体教室、情境模拟教室、医院等 3. 教师安排：每 30 名学生配备 1 名辅导老师 4. 学习资料：《内科护理学》神经系统部分、《外科护理学》神经系统部分、神经系统常见病临床指南、医院规章制度与流程书
教学方法与组织形式	1. 采取行动导向教学法、自主学习法、讲授与在线讨论法相结合的教学方法 2. 教师通过网络学习平台构建学习环境，通过任务引导学生自主学习，组织学生参加学习活动，指导学生完成学习任务，必要时提供面授辅导
教学流程	1. 教师对学习任务进行说明，学生明确学习任务 2. 学生网上自学文字讲义、教学课件、光盘、相关学习资料、阅读材料，完成本阶段练习题 3. 鼓励学生针对学习中的难点在网上提问，教师进行解答 4. 教师引导学生通过论坛分享一例神经系统常见病的病例，讨论患者病情演变的经过、护理经验及教训 5. 教师对学生学习任务进行评价并反馈
学业评价	1. 掌握神经系统急危重症的基础理论知识（教师评价） 2. 根据急危重症护理常规、抢救流程和预案、临床指南等对神经系统急危重症患者进行抢救配合和护理，并完成一份神经系统急危重症的抢救个案（教师评价、小组评价）

急危重症护理课业计划（五）

学习情境：内分泌与代谢急危重症护理	学时建议：8学时

工作情境描述	糖尿病酮症酸中毒和甲状腺危象是内分泌与代谢系统常见的急危重症。其典型工作情境是责任护士以小组合作或独立工作的形式，在糖尿病和甲状腺功能亢进患者护理中，从识别和发现糖尿病酮症酸中毒和甲状腺危象患者、及时上报、积极配合抢救、观察病情变化至患者病情平稳的一系列护理活动。护理程序是急危重症护理中责任护士主要的工作方法
学习任务	从临床实践工作中选出1例内分泌与代谢急危重症的真实病例，完成一份护理病历，并结合该病例完成一份护理个案分析，总结该患者护理中的经验及教训，并提出改进措施。在专科实践中，为患者进行专科护理操作
与其他学习情境的关系	糖尿病在临床各科均常见，糖尿病酮症酸中毒在其他科室均可能见到。甲状腺危象不仅见于内分泌科，更常见于普外科甲亢手术准备不充分者，或接受放射性碘治疗的患者
学习目标	完成本学习任务后，学生应当能够： 1.遵守卫生行业法规及规章，按照急危重症护理常规、抢救流程和预案、临床指南等完成糖尿病酮症酸中毒和甲状腺危象患者抢救配合和护理工作 2.陈述糖尿病酮症酸中毒和甲状腺危象患者的病理生理改变 3.陈述糖尿病酮症酸中毒和甲状腺危象急救相关知识、抢救要点 4.观察糖尿病酮症酸中毒和甲状腺危象患者病情及变化，准确地描述、记录和汇报 5.熟练应用监护仪器和设备，及时识别病情变化、严重心律失常、关注危急值（电解质、血气分析、心电图）及时报告 6.正确使用胰岛素、抗甲状腺药物、糖皮质激素等抢救药物，并能够观察用药效果及不良反应 7.正确使用和维护抢救仪器设备 8.持续改进工作，不断完善危重患者抢救流程 9.运用应急预案，及时应对突发事件
学习内容	1.糖尿病酮症酸中毒和甲状腺危象的病理生理改变 2.糖尿病酮症酸中毒和甲状腺危象的病情评估与监护（含血酮/血糖监测、血气分析） 3.胰岛素泵及相关护理技术 4.血糖监测技术及护理 5.糖尿病酮症酸中毒和甲状腺危象的病因、发病机制、临床表现、有关检查、诊断、抢救要点 6.糖尿病酮症酸中毒和甲状腺危象抢救药物及用药护理 7.抢救仪器设备使用和维护
学习内容	8.危重患者抢救流程 9.应急预案

教学条件	1. 教学设备：计算机、网络、多媒体 2. 教学环境：网络教学平台、多媒体教室、情境模拟教室、医院等 3. 教师安排：每 30 名学生配备 1 名辅导老师 4. 学习资料：《内科护理学》内分泌与代谢系统部分、《外科护理学》甲状腺功能亢进部分、护理操作技术光盘（基础操作、专科操作）、糖尿病治疗临床指南、医院规章制度与流程书
教学方法与组织形式	1. 采取行动导向教学法、自主学习法、讲授与在线讨论法相结合的教学方法 2. 教师通过网络学习平台构建学习环境，通过任务引导学生自主学习，组织学生参加学习活动，指导学生完成学习任务，必要时提供面授辅导
教学流程	1. 教师对学习任务进行说明，学生明确学习任务 2. 学生网上自学文字讲义、教学课件、光盘、相关学习资料、阅读材料，完成本阶段练习题 3. 鼓励学生针对学习中的难点在网上提问，教师进行解答 4. 教师引导学生通过论坛分享一例内分泌系统常见病的病例，讨论患者病情演变的经过、护理经验及教训 5. 教师对学生学习任务进行评价并反馈
学业评价	1. 掌握糖尿病酮症酸中毒和甲状腺危象的基础理论知识（教师评价） 2. 能熟练地使用胰岛素泵、血糖监测护理技术（小组评价） 3. 根据糖尿病酮症酸中毒和甲状腺危象护理常规、抢救流程和预案、临床指南等对患者进行抢救配合和护理，并完成一份抢救个案（教师评价、小组评价）

急危重症护理课业计划（六）

学习情境：泌尿系统急危重症护理		学时建议：12 学时
工作情境描述	急、慢性肾衰竭是泌尿系统疾病中预后差、花费高的急危重症。其典型工作情境是责任护士在泌尿科或肾内科病房，以小组合作或独立工作的形式，对病情紧急、危重患者实施的，从识别和发现急危重症患者、及时上报、积极配合抢救、观察病情变化至患者病情平稳的一系列护理活动。护理程序是急危重症护理中责任护士主要的工作方法	
学习任务	从临床实践工作中选出 1 例泌尿系统急危重症的真实病例，完成一份护理病历，并结合该病例完成一份个案分析，总结该患者护理中的经验及教训，并提出改进措施。在专科实践中，为患者进行专科护理操作	
与其他学习情境的关系	泌尿系统急危重症在临床各科均常见，此任务是急危重症护理的基础	

学习目标	完成本学习任务后，学生应当能够： 1. 遵守卫生行业法规及规章，按照急危重症护理常规、抢救流程和预案、临床指南等完成泌尿系统急危重症患者抢救配合和护理工作 2. 陈述泌尿系统急危重症患者的解剖、生理改变 3. 陈述泌尿系统常见急危重症急救相关知识、抢救要点 4. 观察泌尿系统急危重症患者病情及变化，准确地描述、记录和汇报 5. 及时识别病情变化、严重心律失常、关注危急值（电解质、血气分析、心电图）及时报告 6. 正确使用泌尿系统常用抢救药物，并能够观察用药效果及不良反应 7. 正确使用和维护透析机等抢救仪器设备 8. 持续改进工作，不断完善危重患者抢救流程 9. 运用应急预案，及时应对突发事件
学习内容	1. 泌尿系统急危重症的解剖、生理改变 2. 泌尿系统常见急危重症的病情评估与监护 3. 血液透析、腹膜透析及相关护理技术 4. 泌尿系统特殊检查及护理 5. 泌尿系统疾病（急、慢性肾衰竭）的病因、发病机制、临床表现、有关检查、诊断、抢救流程和护理常规 6. 泌尿系统常用抢救药物及用药护理（用药效果及不良反应观察） 7. 透析机等抢救仪器设备的使用和维护 8. 危重患者抢救流程 9. 应急预案
教学条件	1. 教学设备：计算机、网络、多媒体。 2. 教学环境：网络教学平台、多媒体教室、情境模拟教室、医院等 3. 教师安排：每30名学生配备1名辅导老师 4. 学习资料：《内科护理学》泌尿系统部分、《外科护理学》泌尿系统部分、《儿科护理学》泌尿系统部分、泌尿科及肾内科相关特殊检查流程及规范、泌尿系统常见病临床指南、医院规章制度与流程书
教学方法与组织形式	1. 采取行动导向教学法、自主学习法、讲授与在线讨论法相结合的教学方法 2. 教师通过网络学习平台构建学习环境，通过任务引导学生自主学习，组织学生参加学习活动，指导学生完成学习任务，必要时提供面授辅导
教学流程	1. 教师对学习任务进行说明，学生明确学习任务 2. 学生网上自学文字讲义、教学课件、光盘、相关学习资料、阅读材料，完成本阶段练习题 3. 鼓励学生针对学习中的难点在网上提问，教师进行解答 4. 教师引导学生通过论坛分享一例泌尿系统常见病的病例，讨论患者病情演变的经过、护理经验及教训 5. 教师对学生学习任务进行评价并反馈

学业评价	1. 掌握泌尿系统急危重症的基础理论知识（教师评价） 2. 能熟练进行透析及相关护理技术（小组评价） 3. 根据急危重症护理常规、抢救流程和预案、临床指南等对泌尿系统急危重症患者进行抢救配合和护理，并完成一份泌尿系统急危重症的抢救个案（教师评价、小组评价）

护患关系协调与纠纷处理

课程标准

课程名称：护患关系协调与纠纷处理
适用专业：护理学专业（专升本）
学时学分：64~72学时，4学分

一、课程性质

护患关系协调与纠纷处理课程是关于如何协调护患关系和处理护患纠纷的一门理论实践一体化课程，是按职业能力发展的逻辑规律设置的护理学专业必修课程，涉及人际沟通、医学伦理学、心理学、教育学以及护理学专业知识。学习本门课程旨在提升学生临床沟通协调能力。

二、典型工作任务描述

沟通协调能力是临床护士的必备能力。在护理服务过程中，与患者构建良好的护患关系是临床护理工作的重要内容之一。良好的护患关系是保证护理工作顺利进行的前提与关键，有利于患者的治疗和康复，对提高护理质量、减少护患纠纷、提高患者满意度、树立医疗卫生部门的良好口碑至关重要。

护士在护理工作中需要协调护患关系。护士初次接触患者时，通过自我介绍和介绍环境、医院规章制度以及疾病的相关知识，耐心解答患者提出的疑问，适当满足患者的合理需求，取得患者、家属（照顾者）的信任，初步建立良好的护患关系。在护理服务的过程中，根据患者的个体差异，及时准确传递信息；按照专业规范为患者实施护理和治疗活动，发现异常情况，及时解决处理；换位思考，与相关医疗人员配合维护患者权益，维持融洽的护患关系。

在护理工作中难免会发生一些护患纠纷。对于一般纠纷，找出产生矛盾及纠纷的原因，识别护患间理解、认识方面的偏差甚至误解和低效或无效沟通，根据相关规定积极协调处理。当出现超出护士解决能力的护患纠纷时，告知患者、家属（照顾者）解决纠纷的正常途径和方法；根据解决纠纷的原则，按照规定的流程和方法，处理困难局面和紧张状况，同时做好记录和汇报工作，并对沟通策略的有效性进行反思、评估和改进。出现严重纠纷事件时立即上报，配合相关组织和部门进行风险管理和持续改进，并做好记录。

三、课程目标

学习本课程以后，学生在临床工作中能独立与患者有效沟通，按照建立和维护护患信任

关系的方法与要点，建立与维护护患间的良好合作关系；建立和强化风险意识，早期识别可能发生的护患纠纷风险，并积极采取防范措施，避免纠纷发生；对已发生的护患纠纷能按照医院规章制度进行应对和初步处理，保障护理工作顺利进行。学生应当能够独立：

1. 建立与维护良好的护患关系。
2. 在特定的沟通情境中，进行有效的护患沟通。
3. 早期识别并防范护患纠纷风险。
4. 适当应对与初步处理纠纷。

四、工作与学习内容

（一）工作对象和基本内容

1. 在与患者接触的过程中，评估患者情况，采取护理措施，识别并及时满足患者必要的需求，建立与维护良好的护患关系。

2. 在特定护患沟通情境中，避免不良事件的发生，减少护患矛盾的产生，维护良好的护患关系。

3. 识别发生护患矛盾和纠纷的风险因素，采取措施消除或减少护患矛盾、防范纠纷的发生，维护良好的护患关系。

4. 应对和处理纠纷。处理护士能力范围内的一般纠纷；对超出解决能力以及严重的护患纠纷，按规定上报，并配合其他医护人员处理。

（二）工具与材料

1. 相关法律法规：《护士条例》《护士法》《传染病防治法》《医疗事故处理条例》《民法通则》（人身权、民事责任等相关内容）等。

2. 相关资料：医院规章制度、医疗事故处理流程、患者投诉与纠纷的处理流程与预案；职业行为规范等；疾病护理常规、技术操作规程、护理文书书写规范、设备使用说明书、药品说明书、岗位说明书、护理工作质量标准等。

3. 相关书籍：《人际沟通与礼仪》《心理学》《教育学》《伦理学》《基础护理学》《健康评估》《内科护理学》《外科护理学》《妇产科护理学》《儿科护理学》《急危重症护理学》《康复护理学》《传染病学》《营养学》等专业书籍。

4. 案例：建立与维护护患关系的案例，特定护患沟通情境中的沟通案例，早期识别护患纠纷的案例及纠纷处理的案例。

5. 相关评估量表、护理工作用具及相关设备等。

（三）工作方法

1. 评估：通过沟通、身体检查、病情观察等收集患者资料；在工作中评估患者疾病状况、心理状态以及沟通能力；出现纠纷时，评估纠纷的情况等。

2. 判断与识别：根据评估所得资料，分析判断患者的生理和心理状况，识别危险因素，确定需解决的问题。

3. 制订计划：对需解决的问题，明确采取的措施和达到的目标，区分轻重缓急，制订具体措施和计划。

4. 实施计划和措施：采取措施，落实计划。

5. 评价效果与反思：对沟通、评估、判断、计划与实施的过程，事件的发生、发展及结果进行评价和反思，并提出改进意见。

（四）工作组织方式

1. 在直接领导者的领导和指导下，建立和维护护患关系。
2. 配合医生及其他护理人员完成患者的治疗、护理工作，维护护患关系，防范护患纠纷。
3. 与医技、后勤等相关人员沟通协调，维护护患关系，防范护患纠纷。
4. 配合医院相关管理部门（科室医患关系管理小组、医疗纠纷处理办公室、精神文明办公室等）或在其指导下，解决护患纠纷。

（五）工作要求

1. 遵守法规、规章制度、行为规范、服务标准及工作流程等对患者实施护理和治疗活动。
2. 掌握专业相关知识和技能，及时准确进行护理评估、实施护理和治疗措施，提供有质量的护理服务，保障患者安全，维护和促进患者健康。
3. 尊重患者，主动营造护患沟通的环境；根据患者的个体差异，准确传递信息；理解患者，换位思考，有效沟通，并对沟通策略的有效性进行评价，不断改进。
4. 及时识别（发现）并解决护患间现存或潜在的理解、认识偏差甚至误解和沟通低效或无效，与相关医疗人员配合维护患者权益，避免或减少纠纷的发生，做好记录。
5. 参考护患关系中常见问题的解决方案，处理一般纠纷。
6. 超出护士解决能力的护患纠纷，及时上报，按照纠纷处理预案和流程，协助处理困难局面和紧张状况，同时做好记录。
7. 出现严重纠纷事件时，立即上报，执行相关预案及流程，配合相关组织和部门进行风险管理和持续质量改进，做好记录。

五、课程内容和要求

学习情境（一）：护患关系建立和维护	
学习目标	学习内容
完成本学习任务后，学生应当能够： 1. 解释医院医疗护理工作制度，并在工作中落实执行 2. 叙述建立和维护护患信任关系的方法与要点 3. 理解护理人际沟通的作用并对案例中的沟通效果给予评价 4. 分辨患者的合理和必要需求，并及时满足；以患者为中心，在不违背医院制度、不影响患者安全的前提下，合理解决患者的问题	1. 医院工作制度 2. 沟通礼仪：护士仪表与礼仪规范 3. 人际关系知识 （1）人际关系的概念、特征、行为模式 （2）良好人际关系的意义和影响人际关系的因素 （3）人际关系与人际沟通的关系 （4）人际认知与认知效应 （5）认知效应的合理运用 4. 人际沟通知识：人际沟通的概念、意义、类型、要素、过程、特征、层次、影响因素和伦理要求 5. 人际沟通的方法和技巧 （1）沟通环境的营造

5.在治疗、护理操作中，有效沟通，准确地告知，适当地与患者及家属解释相关内容，取得患者的积极协作和配合 6.有效沟通，正确采集患者资料和信息，准确评估患者，并采取适当的护理措施 7.运用心理学、教育学知识，制订教育计划，并有效地向患者及家属进行健康宣教 8.运用人际沟通、心理学、教育学、伦理学和有关法律的相关知识与患者有效沟通，达到沟通目的 9.说明与患者有效沟通过程中运用到的知识点 10.通过学习，解决临床工作中类似的护患沟通情境问题，并进行评价	（2）语言沟通与非语言沟通技巧 （3）如何建立良好的第一印象 （4）有效交谈的技巧 （5）交谈能力的训练 6.护理工作中的人际沟通 （1）护理人际沟通的目的、基本内容和原则 （2）社会心理学相关知识 （3）共情 （4）患者的心理特点（不同年龄、性别、疾病） （5）治疗性沟通的目的与技巧 （6）说服的技巧 （7）健康宣教与指导的目的、意义和方法 7.马斯洛需求理论 8.伦理学相关知识：医学伦理学、沟通伦理学、护理伦理基本原则 9.社会心理学相关知识：意愿心理学、教育心理学、记忆心理学

学时：16~18

教学建议与说明：教师为学生提供课程学习指导和建议，确保学生了解本阶段学习任务和要求，引导学生自主学习本课程提供的资源，并按照学习进度要求完成作业和考核

与其他学习情境的关系：这是本课程的第一个学习情境，是其他学习情境的基础

学习情境（二）：特定护患沟通情境中的沟通

学习目标	学习内容
完成本学习任务后，学生应当能够： 1.叙述不同年龄患者的心理特点及与不同年龄患者沟通的要点 2.叙述不同疾病患者的心理特点及与不同疾病患者沟通的要点 3.叙述常见患者心理问题：焦虑、紧张、恐惧、抑郁的表现和特点 4.使用相关量表评估患者焦虑、抑郁等的程度 5.叙述处理患者心理问题的意义及方法 6.分析临床工作中护患沟通不良的原因 7.叙述与有沟通障碍的患者有效沟通的方法 8.说明与患者有效沟通过程中运用到的知识点 9.评价护患沟通的效果，提出改进意见	1.医学与临床心理学相关知识 2.不同年龄患者的心理特点 3.与不同年龄患者沟通的要点 4.不同疾病患者的心理特点 5.与不同疾病患者沟通的要点 6.焦虑的评估与心理护理 7.紧张的评估与心理护理 8.恐惧的评估与心理护理 9.抑郁的评估与心理护理 10.与有沟通障碍的患者沟通的方法 11.疾病相关知识

学时：16~18

教学建议与说明：教师为学生提供课程学习指导和建议，确保学生了解本阶段学习任务和要求，引导学生自主学习本课程提供的资源，并按照学习进度要求完成作业和考核

与其他学习情境的关系：这是本课程的第二个学习情境，基于第一个学习情境，是以后学习其他情境的基础

学习情境（三）：纠纷风险的识别与防范

学习目标	学习内容
完成本学习任务后，学生应当能够： 1. 叙述早期识别护患纠纷风险的意义及方法 2. 叙述防范护患纠纷的措施 3. 说明识别护患纠纷风险与防范纠纷的过程中运用到的知识点 4. 分析引发护患纠纷的风险因素 5. 在临床工作中能早期识别护患纠纷风险并采取措施防范纠纷	1. 人际冲突知识 （1）人际冲突理论 （2）冲突产生的原因 （3）冲突的作用 2. 识别纠纷风险的知识 （1）患者的权利与义务 （2）多元文化护理相关知识 （3）护士条例、医疗事故处理条例相关内容 （4）民法通则的相关内容（人身权、民事责任等） 3. 防范纠纷的知识 （1）缓解矛盾及避免冲突的技巧 （2）跨文化沟通策略 （3）护士之间的沟通与协作 （4）护士与医生及其他工作人员的沟通与协作 4. 书面沟通与文书记录规范

学时：16~18

教学建议与说明：教师为学生提供课程学习指导和建议，确保学生了解本阶段学习任务和要求，引导学生自主学习本课程提供的资源，并按照学习进度要求完成作业和考核

与其他学习情境的关系：这是本课程的第三个学习情境，基于前两个学习情境，是后一个学习情境的基础

学习情境（四）：纠纷的应对与处理

学习目标	学习内容
完成本学习任务后，学生应当能够： 1. 知晓并落实医院处理纠纷的预案和流程 2. 叙述应对与处理纠纷的意义及方法 3. 分析护患纠纷产生的原因 4. 说明应对与处理纠纷过程中运用到的知识与技巧 5. 评价纠纷应对与处理的效果，并提出改进意见	1. 应对人际冲突的知识 （1）冲突的处理方式及合理运用 （2）攻击行为与应对 2. 纠纷的处理预案与流程 （1）一般护患纠纷的处理 （2）严重护患纠纷的处理

学时：16~18

教学建议与说明：教师为学生提供课程学习指导和建议，确保学生了解本阶段学习任务和要求，引导学生自主学习本课程提供的资源，并按照学习进度要求完成作业和考核

与其他学习情境的关系：这是本课程的最后一个学习情境，基于前三个学习情境

六、相关说明

1. 教学方法与组织形式

教师对学习任务进行说明。学生明确学习任务，制订学习计划，独立学习相关知识，教师答疑。学生在实际工作中寻找护患关系协调与纠纷处理的典型案例，分析案例，并总结正确处理护患关系与纠纷的方法与要点；学生参与论坛或课堂讨论，互相评价彼此的案例，探讨案例中协调护患关系及应对与处理纠纷的方法是否得当，教师面对面或在线指导。在实际工作中，学生理解所学知识并总结正确处理护患关系与纠纷的经验。行动导向教学法始终贯穿教学全过程。

2. 教学参考资料

相关书籍：《人际沟通》《护士形象与礼仪规范》《心理学》《教育学》《伦理学》《营养学》等专业书籍。

相关资料：《护士条例》《护士法》《传染病防治法》《医疗事故处理条例》《民法通则》等法律法规；医院工作制度、流程、行为规范；工作标准、护理常规、操作规程等。

专业书籍：《基础护理学》《健康评估》《内科护理学》《外科护理学》《妇产科护理学》《儿科护理学》《急危重症护理学》《康复护理学》《传染病学》等专业教材。

情境案例：相关的护理情境案例。

3. 教学评价

本课程分为形成性评价和终结性评价，注重考核学生学习任务完成过程中的表现及进步，以教师评价为主，学生互评为辅，共包括三部分：

（1）学生基于课程设置的学习任务，完成四次课程作业，通过网络平台提交。指导教师给予评价，此部分成绩占课程总成绩的60%。

（2）学生基于课程设置的讨论话题，在课程论坛中参与互动交流。视学生在课程论坛中的参与情况，指导教师给予评价，此部分成绩占课程总成绩的10%。

（3）终结性评价：课程学习结束，基于课程目标，组织学生参加纸质试卷考试，由指导教师给予评价，此项成绩占课程总成绩的30%。

若学生提交的课程作业或在论坛中的发言被评为优秀案例或精华帖，或学生分享资料（案例、解决方案、文献、教材、课件、网站等）得到师生一致好评，将获得不同程度的加分，但本课程总分不超过100分。

4. 课程资源

网络平台建有课程知识库，提供本课程学习相关的知识和内容，包括教师讲课视频和文字讲义，内容涵盖护患关系、护理伦理学、护理心理学等，学生可根据个人学习需求查看浏览。同时，本课程教学要求及考核信息也在网络平台发布，学生需认真查看了解该类资源，按教学要求在教师指导下及时完成学习任务。

课业计划

护患关系协调与纠纷处理课业计划（一）

学习情境：护患关系建立和维护	学时建议：16~18 学时
工作情境描述	护士在护理工作中需要与患者建立合作关系。从初次见面建立第一印象到评估患者身体、心理状况，为患者实施护理操作和治疗，以及对患者进行制度宣传、知识宣教等过程中，都要与患者进行沟通交流，借此建立和维护良好的护患关系 　　护士在与患者接触的过程中要以患者为中心，有效地与患者沟通交流，解答患者的疑问，识别并及时满足患者必要的需求，采取适当的护理措施，必要时与医生沟通协作，在不违背医院制度、不影响患者安全的前提下适当地解决患者的问题，获得患者的理解、配合与认可
学习任务	从临床实践工作中选出建立和维护护患关系的典型案例，反思、总结护患关系建立与维护的意义及方法，并提出改进措施
与其他学习情境的关系	这是本门课程的第一个学习情境，是其他学习情境的基础
学习目标	完成本学习任务后，学生应当能够： 1. 解释医院医疗护理工作制度，并在工作中落实执行 2. 叙述建立和维护护患信任关系的方法与要点 3. 理解护理人际沟通的作用并对案例中的沟通效果给以评价 4. 分辨患者的合理和必要需求，并及时满足；在以患者为中心，在不违背医院制度、不影响患者安全的前提下，合理解决患者的问题 5. 在治疗、护理操作中有效沟通，准确地告知、适当地与患者及家属解释相关内容，取得患者的积极协作和配合 6. 有效沟通，正确采集患者资料和信息，准确评估患者，并采取适当地护理措施 7. 运用心理学、教育学知识，制订教育计划，并有效地向患者及家属进行健康宣教 8. 运用人际沟通、心理学、教育学、伦理学和有关法律的相关知识与患者有效沟通，达到沟通目的 9. 说明与患者有效沟通过程中运用到的知识与技巧 10. 通过学习，解决临床工作中类似的护患沟通情境问题，并进行评价
学习内容	1. 医院工作制度 2. 沟通礼仪：护士仪表与礼仪规范 3. 人际关系知识 （1）人际关系的概念

学习内容	（2）人际关系的特征 （3）良好人际关系的意义 （4）影响人际关系的因素 （5）人际关系的行为模式 （6）人际关系与人际沟通的关系 （7）人际认知与认知效应 （8）认知效应的合理运用 4.人际沟通知识 （1）人际沟通的概念 （2）人际沟通的意义 （3）人际沟通的类型 （4）人际沟通的要素 （5）人际沟通的过程 （6）人际沟通的特征 （7）人际沟通的层次 （8）人际沟通的影响因素 （9）人际沟通中的伦理要求 5.人际沟通的方法和技巧 （1）沟通环境的营造 （2）语言沟通与非语言沟通技巧 （3）如何建立良好的第一印象 （4）有效交谈的技巧 （5）交谈能力的训练 6.护理工作中的人际沟通 （1）护理人际沟通的目的及基本内容 （2）护理人际沟通的原则 （3）社会心理学相关知识 （4）共情 （5）患者的心理特点（不同年龄、性别、疾病） （6）治疗性沟通的目的与技巧 （7）说服的技巧 （8）健康宣教与指导的目的、意义和方法 7.马斯洛需求理论 8.伦理学相关知识：医学伦理学、沟通伦理学、护理伦理基本原则 9.社会心理学相关知识：意愿心理学、教育心理学、记忆心理学
教学条件	1.教学设备：计算机、网络、多媒体 2.教学环境：网络教学平台、多媒体教室、情境模拟教室、医院等 3.教师安排：每30名学生配备1名辅导老师 4.学习资料：医院相关工作制度；《人际沟通》《伦理学》《社会心理学》《教育学》《护士形象与礼仪规范》、马斯洛需求理论等方面的书籍；护理学专业书籍；情境案例

教学方法与组织形式	1. 采用行动导向教学法，以学生自主学习为主，结合教师讲授与在线指导及讨论 2. 教师通过网络学习平台构建学习环境，通过设计的学习情境引导和帮助学生自主学习，获得必须的知识和构建自己的学习体系，组织学生参加学习活动，指导学生完成学习任务，必要时提供面授辅导
教学流程	1. 教师对学习任务进行说明，学生明确学习任务 2. 学生制订学习计划，学习相关知识，教师答疑 3. 学生在实际工作中寻找沟通案例，并利用所学知识分析案例中的护患沟通，分辨患者的合理和必要需求，总结建立与维护护患信任关系的方法与要点，对案例中的沟通提出改进建议 4. 教师指导学生参与论坛讨论，互相评价彼此的沟通案例，探讨沟通中运用到的知识与技巧是否恰当、沟通的效果、是否达到沟通目的 5. 在建立和维护良好的护患关系的实际工作中，教师指导学生运用所学知识思考并总结：如何分辨患者的合理和必要需求并运用适当的方式解决；如何在治疗、护理操作中有效沟通；如何通过有效沟通正确采集患者资料和信息、准确评估患者并采取适当护理措施；如何制订教育计划，并有效地向患者及家属进行健康宣教；如何正确运用所学知识与患者有效沟通，达到沟通目的 6. 学生独立完成规定情境中的护患沟通任务，并以文字叙述沟通中运用到的知识与技巧，阐述建立与维护护患信任关系的方法与要点 7. 教师对学生学习任务进行评价并反馈
学业评价	测评项： 1. 自主学习计划 2. 课程论坛讨论的参与情况 3. 提交的情境案例作业

护患关系协调与纠纷处理课业计划（二）

学习情境：特定护患沟通情境中的沟通	学时建议：16~18 学时
工作情境描述	护士在临床工作中，因患者年龄、疾病状况、心理状态（焦虑、紧张、恐惧、抑郁）以及沟通交流的能力不同，应采取不同的沟通交流方式与患者有效沟通。特定护患沟通情境中的沟通包括：与不同年龄、不同疾病患者的沟通，与焦虑、紧张、恐惧、抑郁等特殊患者的沟通，与交流障碍患者的沟通 　　护士与上述特定患者沟通时，应充分评估患者的情况，根据患者的个体差异，选择适当的方式与患者沟通交流，及时准确传递信息，达到沟通目的；按照专业规范为患者实施护理和治疗活动，发现异常情况，及时解决处理，避免不良事件，减少护患矛盾的产生，维护良好的护患关系
学习任务	从临床实践工作中选出在特定沟通情境下护患沟通不良的典型案例，反思、总结在特定护患沟通情境中的沟通方法及要点，并提出改进措施

与其他学习情境的关系	这是第二个学习情境，基于第一个学习情境，是以后学习其他情境的基础
学习目标	完成本学习任务后，学生应当能够： 1. 叙述不同年龄患者的心理特点及与不同年龄患者沟通的要点 2. 叙述不同疾病患者的心理特点及与不同疾病患者沟通的要点 3. 叙述常见患者心理问题：焦虑、紧张、恐惧、抑郁的表现和特点 4. 使用相关量表评估患者焦虑、抑郁等的程度 5. 叙述处理患者心理问题的意义及方法 6. 分析临床工作中在特定沟通情境下，护患沟通不良的原因 7. 叙述与有沟通障碍的患者有效沟通的方法 8. 说明与患者有效沟通过程中运用到的知识点 9. 评价护患沟通的效果，提出改进意见
学习内容	1. 医学与临床心理学相关知识 2. 不同年龄患者的心理特点 3. 与不同年龄患者沟通的要点 4. 不同疾病患者的心理特点 5. 与不同疾病患者沟通的要点 6. 焦虑的评估与心理护理 7. 紧张的评估与心理护理 8. 恐惧的评估与心理护理 9. 抑郁的评估与心理护理 10. 与有沟通障碍的患者沟通的方法 11. 疾病相关知识
教学条件	1. 教学设备：计算机、网络、多媒体 2. 教学环境：网络教学平台、多媒体教室、情境模拟教室、医院等 3. 教师安排：每 30 名学生配备 1 名辅导老师 4. 学习资料：医院相关工作制度；《人际沟通》《伦理学》《社会心理学》《教育学》《护士形象与礼仪规范》、马斯洛需求理论等方面的书籍；护理学专业书籍；情境案例
教学方法与组织形式	1. 采用行动导向教学法，以学生自主学习为主，结合教师讲授与在线指导及讨论 2. 教师通过网络学习平台构建学习环境，通过设计的学习情境引导和帮助学生自主学习，获得必须的知识和构建自己的学习体系，组织学生参加学习活动，指导学生完成学习任务，必要时提供面授辅导
教学流程	1. 教师对学习任务进行说明，学生明确学习任务 2. 学生制订学习计划，学习相关知识，教师答疑 3. 学生在实际工作中寻找在特定沟通情境下，因护患沟通不够引发不良事件或护患矛盾的典型案例，利用所学知识分析评价护患沟通，并总结在特定护患沟通情境中的沟通方法及要点

教学流程	4. 教师指导学生参与论坛讨论，互相评价彼此的案例，探讨沟通中运用到的知识与技巧是否恰当、沟通的效果、是否达到沟通的目的，对案例中的沟通提出改进建议 5. 在特定沟通情境下的护患沟通的实际工作中，教师指导学生用所学知识思考并总结 6. 学生独立完成特定沟通情境下的护患沟通的任务，阐述在特定沟通情境下的护患沟通的方法，评价沟通效果，并提出改进措施 7. 教师对学生学习任务进行评价并反馈
学业评价	测评项： 1. 自主学习计划 2. 课程论坛讨论的参与情况 3. 提交的情境案例作业

护患关系协调与纠纷处理课业计划（三）

学习情境：纠纷风险的识别与防范	学时建议：16~18 学时
工作情境描述	临床工作中，因患者的需求未得到及时满足，或者由于护患间认知、理解的偏差甚至误解以及护患沟通低效或无效等原因，患者及家属会对护理工作产生不满，甚至引发护患矛盾和纠纷 　　护士应及时识别产生护患矛盾和引发纠纷的风险因素，采取积极措施减少护患矛盾、防范纠纷的发生，维护良好的护患关系
学习任务	从临床实践工作中选出早期识别护患纠纷风险、防范纠纷发生的典型案例，分析、总结早期识别护患纠纷风险的意义及方法，并提出防范措施
与其他学习情境的关系	本学习情境基于前两个学习情境，是后一个学习情境的基础
学习目标	完成本学习任务后，学生应当能够： 1. 叙述早期识别护患纠纷风险的意义及方法 2. 叙述防范护患纠纷的措施 3. 说明识别护患纠纷风险与防范纠纷的过程中运用到的知识点 4. 分析可能引发护患纠纷的风险因素 5. 在临床工作中早期识别护患纠纷风险并采取措施防范纠纷
学习内容	1. 人际冲突知识 （1）人际冲突理论 （2）冲突产生的原因 （3）冲突的作用 2. 识别纠纷风险的知识 （1）患者的权利与义务

学习内容	（2）对患者合理需求与不合理要求的识别 （3）多元文化护理相关知识 （4）护士条例相关内容 （5）医疗事故处理条例相关内容 （6）民法通则的相关内容（人身权、民事责任等） 3.防范纠纷的知识 （1）合理需求与不合理要求的区分与处理 （2）缓解矛盾及避免冲突的技巧 （3）跨文化沟通策略 （4）护士之间的沟通与协作 （5）护士与医生及其他工作人员的沟通与协作 4.书面沟通与文书记录规范
教学条件	1.教学设备：计算机、网络、多媒体 2.教学环境：网络教学平台、多媒体教室、情境模拟教室、医院等 3.教师安排：每30名学生配备1名辅导老师 4.学习资料：医院相关工作制度；《人际沟通》《伦理学》《社会心理学》《教育学》《护士形象与礼仪规范》、马斯洛需求理论等方面的书籍；护理学专业书籍；情境案例
教学方法与组织形式	1.采用行动导向教学法，以学生自主学习为主，结合教师讲授与在线指导及讨论 2.教师通过网络学习平台构建学习环境，通过设计的学习情境引导和帮助学生自主学习，获得必须的知识和构建自己的学习体系，组织学生参加学习活动，指导学生完成学习任务，必要时提供面授辅导
教学流程	1.教师对学习任务进行说明，学生明确学习任务 2.学生制订学习计划，学习相关知识，教师答疑 3.学生在实际工作中寻找早期识别护患纠纷风险，防范纠纷发生的典型案例，利用所学知识分析案例中的护患沟通，总结案例中识别和防范护患纠纷的方法与要点，对案例中的沟通提出改进建议 4.教师指导学生参与论坛讨论，互相评价彼此的案例，探讨沟通中运用到的知识与技巧是否恰当、是否达到沟通的目的 5.在实际工作中，教师指导学生利用所学知识思考并总结：可能引发护患纠纷的风险因素，如何及时采取措施防范护患纠纷 6.学生独立完成规定情境中早期识别护患纠纷风险，防范纠纷发生的任务，并文字叙述沟通中运用到的知识与技巧，阐述识别护患纠纷风险与防范纠纷的方法 7.教师对学生学习任务进行评价并反馈
学业评价	测评项： 1.自主学习计划 2.课程论坛讨论的参与情况 3.提交的情境案例作业

护患关系协调与纠纷处理课业计划（四）

学习情境：纠纷的应对与处理	学时建议：16~18 学时

工作情境描述	患者在就医过程中，因各种原因对护理工作产生不满，导致护患纠纷的发生，甚至出现护患冲突 护士根据相关规定处理一般纠纷；对超出护士解决能力的较严重纠纷，及时上报，并告知患者、家属（照顾者）解决纠纷的正常途径和方法，按照医院相关工作预案和流程的规定，协助处理纠纷，同时做好记录；出现严重纠纷事件时，立即上报，执行医院相关预案及流程，配合相关组织和部门进行事件处理，做好记录和持续改进
学习任务	从临床实践工作中选出护患纠纷的典型案例，反思、总结应对与处理纠纷的意义及方法，并提出改进措施
与其他学习情境的关系	这是最后一个学习情境，以前面的学习情境为基础
学习目标	完成本学习任务后，学生应当能够： 1. 知晓并落实医院处理纠纷的预案和流程 2. 叙述应对与处理纠纷的意义及方法 3. 分析护患纠纷产生的原因 4. 说明应对与处理纠纷过程中运用到的知识与技巧 5. 评价纠纷应对与处理的效果，并提出改进意见
学习内容	1. 应对人际冲突的知识 （1）冲突的处理方式及合理运用 （2）攻击行为与应对 2. 纠纷的处理预案与流程 （1）一般护患纠纷的处理 （2）严重护患纠纷的处理
教学条件	1. 教学设备：计算机、网络、多媒体 2. 教学环境：网络教学平台、多媒体教室、情境模拟教室、医院等 3. 教师安排：每 30 名学生配备 1 名辅导老师 4. 学习资料：医院相关工作制度；《人际沟通》《伦理学》《社会心理学》《教育学》《护士形象与礼仪规范》、马斯洛需求理论等方面的书籍；护理学专业书籍；情境案例
教学方法与组织形式	1. 采用行动导向教学法，以学生自主学习为主，结合教师讲授与在线指导及讨论 2. 教师通过网络学习平台构建学习环境，通过设计的学习情境引导和帮助学生自主学习，获得必须的知识和构建自己的学习体系，组织学生参加学习活动，指导学生完成学习任务，必要时提供面授辅导

教学流程	1. 教师对学习任务进行说明，学生明确学习任务 2. 学生制订学习计划，学习相关知识，教师答疑 3. 学生在实际工作中寻找护患纠纷的典型案例，分析案例中纠纷产生的原因，并总结应对与处理纠纷的方法与要点 4. 教师指导学生参与论坛讨论，互相评价彼此的案例，探讨案例中应对与处理纠纷的方法是否得当 5. 在实际工作中，教师指导学生利用所学知识思考并总结 6. 学生独立完成规定情境中的应对与处理纠纷的工作任务，分析纠纷产生的原因，阐述应对与处理纠纷的要点与方法 7. 教师对学生学习任务进行评价并反馈
学业评价	测评项： 1. 自主学习计划 2. 课程论坛讨论的参与情况 3. 提交的情境案例作业

护理工作的组织与管理

课程标准

课程名称：护理工作的组织与管理
适用专业：护理学专业（专升本）
学时学分：36学时，2学分

一、课程性质

护理工作的组织与管理是关于如何组织与管理护理工作的理论实践一体化的课程，是按职业能力发展的逻辑规律设置的护理学专业的必修课，涉及护理管理学知识。学习本门课程旨在提升学生在临床护理岗位上的组织与管理能力。

二、典型工作任务描述

护理查房是进行护理质量管理的有效手段。通过定期组织护理查房，医院护理部或科室护士长可以检查护士的工作质量，了解护士的业务水平，解决护理工作中存在的问题，进而修订护理计划，巩固和提高护士的医学、护理学理论知识，保证和提高护理工作质量。

病区护士长负责病房管理，检查了解本病房的护理工作，参加并指导危重、大手术及抢救患者的护理，督促护理人员严格执行各项规章制度和技术操作流程，对护理人员进行护理分工和排班，定期检查护理工作落实情况等。年初要根据护理部及科室工作计划，制订本病房的具体计划并组织实施。

医院根据等级医院要求和本院的实际需要建立合理的护理组织架构；根据护理工作模式的不同，护理管理者会安排与之相匹配的护理人员，并按工作性质和需求配置岗位，确定工作职责和权限，明确上下级间、个人之间的领导与协作关系，同时会建立绩效考核制度，对人员进行激励，调动并保持护理人员的积极性。采取不同途径对信息进行收集，了解护理工作的落实情况、存在的问题以及改进的方向。

三、课程目标

完成本学习任务后，学生应当能够：

1. 解释计划职能的目的、意义，认识其重要性，有计划地完成护理工作，养成计划性工作的良好职业习惯。
2. 根据所在岗位和临床实际情况，独立组织护理查房。
3. 进行护理岗位角色的转换，模拟完成护士长角色任务。
4. 陈述时间管理的目的与基本步骤，会应用"ABC时间管理分类法"为自己的工作分类，有计划合理安排活动日程。

四、工作与学习内容

1. 工作对象和基本内容

（1）护理岗位每天面临多项繁杂、具体的工作。如参加交接班、处理并执行医嘱、巡视病房，应对患者的各种服务需求，按照护理工作流程、技术规范、常规等完成各项基础护理和部分专科护理工作，完成对患者病情的观察及护理记录，参与危重患者抢救配合等。护士面对不同护理问题能够参与或组织各种不同形式的护理查房。通过护理查房了解患者的病情变化，讨论解决护理工作中的护理问题并及时补充具有针对性的护理措施等。

（2）学习了解医院护理组织架构、护理组织管理的任务、护理工作的组织管理模式（责任制整体护理、优质护理服务）、护理工作计划制订与实施（目标管理、时间管理、物资管理与成本意识、PDCA循环法）、人力资源管理（岗位设置与绩效考核、职责和权限、护士分层使用、弹性排班、激励机制）、护理团队建设（创新、协作、人际交往与沟通、）护理信息化建设与管理等内容。

2. 工具与材料

护理组织架构图、医院规章制度手册、岗位说明书、护理人员定期考核规定、绩效考核标准、奖惩制度、排班原则及要求、物品管理规定、现代护理管理学书籍、信息处理工具（计算机等）、护理管理软件。

3. 工作方法

学生借助与本人工作医院的护理管理者沟通，分享护理前辈的护理管理经验，在情景任务中激发学生在临床护理工作中的新思路。学习沟通交流技巧、信息处理方法、物资管理方法、人力资源管理方法、财务管理方法、时间管理方法、PDCA循环法、甘特图法、激励方法、护理人员分层使用、排班原则与要求等工作方法。

4. 工作组织方式

（1）与全院各部门相关人员的沟通协调（与医生、其他护理人员、医技、财务、科研、人事部门、后勤、感控等相关人员进行沟通配合）；与上级管理部门沟通协调；与患者家属的沟通协调。

（2）不同护理工作岗位的护理人员，通过学习可以换位思维：假如我是护士长，该如何对护理工作进行组织管理。

5. 工作要求

（1）了解所在医院和国内外不同等级医院的护理组织架构及护理工作模式的转变过程，能够阐述优质护理服务的重要性、内涵。

（2）能够应用所学的理论和方法制订护理工作计划，并能合理、有效地进行人员、物资和环境的安排与管理。

（3）能够对岗位设置、护士分层使用及绩效考核有初步的认识和了解。

（4）能够理解护理团队的定位，如何建立高效的护理团队，要有团结协作和创新意识。

（5）了解护理信息化建设与管理。

五、课程内容与要求

学习情境（一）：临床护理查房	
学习目标	学习内容
完成本学习任务后，学生应当能够： 1．在护理查房前，独立完成护理查房的准备工作 （1）对患者状况进行全面的健康评估 （2）准备患者的病历资料以及护理查房的用具 （3）主动与患者进行沟通，使患者配合护理查房工作 （4）根据患者的护理问题，提出解决措施 2．熟练掌握护理查房的程序及相关的标准与制度 3．独立评价护理计划及护理病历的书写质量，护理措施的落实情况和效果。及时发现不足并提出修改补充意见，提高护理水平 4．在情景作业中准确运用所学的知识点 5．独立组织护理查房	1.18项护理核心制度 2.临床护理查房的类型 3.护理查房的方法与组织 4.护理查房流程及内容 5.临床护理诊断 6.护理查房教案 7.医学伦理学及相关知识 8.护理伦理基本原则 9.马斯洛需求理论 10.护理沟通技巧
学时：18	
教学建议与说明：教师为学生提供课程学习指导和建议，确保学生了解本阶段学习任务和要求，引导学生自主学习本课程提供的资源，并按照学习进度要求完成作业和考核。学生在本任务中，要体现以护理程序为框架、以患者为中心的整体护理模式为原则，从护理评估、护理诊断、护理计划、护理实施、护理评价五个阶段，正确评价每个患者。重点体现：患者得到了什么样的护理？为患者解决了什么样的护理问题？患者是否得到了具有针对性的护理措施	
与其他学习情境的关系：护理查房是本课程的第一个学习任务，是护理工作组织管理学习情境的基础	

学习情境（二）：护士长角色模拟	
学习目标	学习内容
完成本学习任务后，学生应当能够： 1．阐述护士长计划职能的目的和意义 2．完成"护士长角色模拟"情景案例的学习 3．及时准确判断临床护理工作中的突发事件，并提出应对措施组织抢救 4．获得护理管理工作的体验，提升护理管理工作的组织能力	1.护士长工作手册 2.护士长素质和能力要求 3.护理管理的特点 4.护理管理的意义 5.计划职能基本理论，计划职能的一般步骤 6.决策 7.目标管理 8.人际沟通理论 9.护理心理学
学时：18	

教学建议与说明：教师为学生提供课程学习指导和建议，确保学生了解本阶段学习任务和要求，引导学生自主学习本课程提供的资源，并按照学习进度要求完成作业和考核。学生在本任务中，完成护士长角色模拟：假如我是护士长，我应该如何去做？请根据实际工作情景描述护士长的角色与职责

与其他学习情境的关系：是护理工作组织管理的第二个学习任务

六、相关说明

1．教学方法与组织形式

采取任务导向教学法为主，自主学习法、讲授与在线讨论法相结合的教学方法。教师通过网络学习平台构建学习环境，通过任务引导学生自主学习，组织学生参加学习活动，指导学生完成学习任务，必要时提供面授辅导。

2．教学参考材料的选择

（1）《现代护理管理学》（张培珺主编，北京大学医学出版社）

（2）《护士长必读》（吴欣娟，张俊华主编，人民卫生出版社）

（3）《现代护理管理学》（潘绍山，孙方敏，黄始振主编，科学技术文献出版社）

（4）《现代护理管理流程与规范》（梅桂萍，谢红珍，潘绍山主编，人民军医出版社）

（5）医院各项规章及制度

1）医院护理工作制度

2）医院各类护理岗位职责

3）医院护理工作应急预案

4）护士仪表与礼仪规范

（6）护理工作中的情境案例

3．教学评价

本课程采用形成性评价与终结性评价相结合的方式，注重考核学生学习任务完成过程中的表现及进步，以教师评价为主，学生互评为辅，鼓励学生自主参与和探究，共包括三部分：

（1）学生基于课程设置的情境任务，完成两次课程作业，通过网络平台提交，任课教师给予评价，此部分成绩占课程总成绩的40%。

（2）学生基于教师布置的讨论话题或作业完成情况，在课程论坛中参与互动交流，视学生在课程论坛中的参与情况，任课教师给予评价，此部分成绩占课程总成绩的20%。

（3）课程学习结束，基于课程任务对理论知识掌握的要求，组织学生参加纸质试卷考试，由任课教师给予评价，此项成绩占课程总成绩的40%。

4．课程资源

网络平台建有课程知识库，提供本课程学习相关的知识和内容，包括教师讲课视频和文字讲义，内容涵盖管理伦理与原理、人力资源管理、控制职能、护理规章制度的管理等，学生可根据个人学习需求查看浏览。同时，本课程教学要求及考核信息也在网络平台发布，学生需认真查看了解该类资源，按教学要求在教师指导下及时完成学习任务。

课业计划

护理工作的组织与管理课业计划（一）

学习情境：护理查房	学时建议：18学时

工作情境描述	护理查房是进行护理质量管理的有效手段。通过定期组织护理查房，医院护理部和科室护士长可以检查护士的工作质量，了解护士的业务水平，解决护理工作中存在的问题 　　护理查房是临床护理管理工作中检查护理质量、落实护理规章制度、提高护理质量及护理人员业务水平的重要措施；是护理管理中评价护理程序实施效果，了解护士工作性质的一种最基本、最常用、最主要的方法 　　护理查房要体现以患者为中心的整体护理，要以护理程序为框架，从评估、诊断、计划、实施、评价五个阶段正确评价每个患者。重点体现：患者得到了什么样的护理？为患者解决了什么样的护理问题？患者是否得到了具有针对性的护理措施
学习任务	根据所在岗位和临床实际情况，选择一个临床护理查房的工作情景，在工作情景中体现护理组织管理工作的重要意义 备选：1.护理管理查房 　　　 2.护理业务查房 　　　 3.护理教学查房
与其他学习情境的关系	护理查房是护理工作组织与管理的第一个学习任务，是护理工作组织管理学习情境的基础
学习目标	完成本学习任务后，学生应当能够： 1.在护理查房前，独立完成护理查房的准备工作 （1）对患者状况进行全面的健康评估 （2）准备患者的病历资料以及护理查房的用具 （2）主动与患者进行沟通，使患者配合护理查房工作 （3）根据患者的护理问题，提出解决措施 2.熟练掌握护理查房的程序及相关的标准与制度 3.独立评价护理计划及护理病历的书写质量，护理措施的落实情况和效果。及时发现不足并提出修改补充意见，提高护理水平 4.在情景作业中准确运用所学的知识点 5.独立组织护理查房
学习内容	1.18项护理核心制度 2.临床护理查房的类型 3.护理查房的方法与组织 4.护理查房流程及内容

学习内容	5. 临床护理诊断 6. 护理查房教案 7. 医学伦理学及相关知识 8. 护理伦理基本原则 9. 护理沟通技巧 10. 马斯洛需求理论
教学条件	1. 教学设备：计算机、网络、多媒体 2. 教学环境：网络教学平台、多媒体教室、情境模拟教室、医院等 3. 教师安排：每30名学生配备1名辅导老师 4. 学习资料 （1）《现代护理管理学》（张培珺主编，北京大学医学出版社） （2）《护士长必读》（吴欣娟，张俊华主编，人民卫生出版社） （3）《外科护理查房》（张伟英，叶志霞主编，上海科学技术出版社） （4）《现代护理诊断手册》（邹恂主编，北京大学医学出版社）
教学方法与组织形式	1. 采取行动导向教学法、自主学习法、讲授与在线讨论法相结合的教学方法 2. 教师通过网络学习平台构建学习环境，通过任务引导学生自主学习，组织学生参加学习活动，指导学生完成学习任务，必要时提供面授辅导
教学流程	1. 教师对学习任务进行说明，学生明确学习任务 2. 学生网上自学文字讲义、教学课件、相关学习资料、阅读材料 3. 鼓励学生针对学习中的难点在网上提问，教师进行解答 4. 教师引导学生完成学习任务：护理查房 5. 教师对学生学习任务进行评价并反馈
学业评价	测评项： 1. 课程论坛讨论的参与情况 2. 提交的护理查房情境案例

护理工作的组织与管理课业计划（二）

学习情境：护士长角色模拟	学时建议：18学时
工作情境描述	护理管理是一门独立的科学，具有科学性和艺术性。护理管理者只有做到科学管理才能善于管理，只有懂得管理的艺术才能落实管理。护士长是医院护理管理中最基层的领导者和管理者，是护理团队中的重要力量，在临床、教学、科研、管理等多方面发挥着表率和引领的作用。护士长直接对科室实施面对面的管理，在科室护理工作的动态运行中起领导、决策、指挥、监督等作用。护士长的管理能力直接影响医院管理质量和科室护理质量的优劣。在探索护理管理工作的过程中，假如我是护士长，我应该如何去做？请根据实际工作情景描述护士长的角色与职责

学习任务	以"护士长角色模拟"为题,根据所在岗位和临床实际情况,选择一个护理管理中的工作情境,在工作情境中体现护士长在日常管理中的角色。并对此工作情境进行分析,运用护理工作组织与管理的相关知识提出自己的设想与措施 备选:1. 护士分层管理 　　　2. 目标管理 　　　3. 病房管理(包括患者的管理) 　　　4. 突发事件的应急管理
与其他学习情境的关系	是护理工作组织与管理的第二个任务
学习目标	完成本学习任务后,学生应当能够: 1. 阐述护士长计划职能的目的和意义 2. 完成"护士长角色模拟"情景案例的学习 3. 及时准确判断临床护理工作中的突发事件,并提出应对措施组织抢救 4. 获得护理管理工作的体验,提升护理管理工作的组织能力
学习内容	1. 护士长工作手册 2. 护士长素质和能力要求 3. 护理管理的特点 4. 护理管理的意义 5. 计划职能基本理论,计划职能的一般步骤 6. 决策 7. 目标管理 8. 人际沟通理论 9. 护理心理学
教学条件	1. 教学设备:计算机、网络、多媒体 2. 教学环境:网络教学平台、多媒体教室、情境模拟教室、医院等 3. 教师安排:每30名学生配备1名辅导老师 4. 学习资料 (1)《现代护理管理学》(张培珺主编,北京大学医学出版社) (2)《护士长必读》(吴欣娟,张俊华主编,人民卫生出版社)
教学方法与组织形式	1. 采取行动导向教学法、自主学习法、讲授与在线讨论法相结合的教学方法 2. 教师通过网络学习平台构建学习环境,通过任务引导学生自主学习,组织学生参加学习活动,指导学生完成学习任务,必要时提供面授辅导
教学流程	1. 教师对学习任务进行说明,学生明确学习任务 2. 学生网上自学文字讲义、教学课件、相关学习资料、阅读材料 3. 鼓励学生针对学习中的难点在网上提问,教师进行解答 4. 教师引导学生完成学习任务:护士长角色模拟 5. 教师对学生学习任务进行评价并反馈

学业评价	测评项： 1. 课程论坛讨论的参与情况 2. 提交的护理管理情境案例

院内外突发事件处理

课程标准

课程名称：院内外突发事件处理
适用专业：护理学专业（专升本）
学时学分：54学时，3学分

一、课程性质

院内外突发事件处理课程是护理学专业一门关于如何应对院内外突发事件的理论实践一体化的课程，是按职业能力发展的逻辑规律设置的护理学专业必修课程，涉及应急管理和急危重症护理学、急诊急救、传染病学等专业知识。学习本门课程旨在增强学生危机意识，提升学生应对处理院内外突发事件的能力。

二、典型工作任务描述

院内突发事件是指在医院内突然发生的，造成或可能造成人员或财产危害，需要采取应急处置措施予以应对的事件。院外突发事件是指突然发生的，造成或可能造成严重社会危害，需要采取应急处置措施予以应对的自然灾害、事故灾难、公共卫生事件和社会安全事件。突发事件往往伴有人员伤亡，有效预防、及时控制和消除院内外突发事件的危害，为因突发事件致伤的人员提供现场和医院内医疗救护，保障健康与生命安全，是医务工作者义不容辞的责任。

树立危机意识、预防意识和主动应对意识，掌握预防和应对突发事件的知识与技能，提高应急反应能力，是有效应对突发事件的基础。

在面临院内外突发事件挑战时，护理人员应履行职责，按照相关规定参与和处理突发事件。对于造成或可能造成公众健康严重损害的重大传染病疫情、群体性不明原因疾病、重大食物中毒和职业中毒、医院感染暴发流行、化学品或放射物泄露、水灾、火灾、台风、地震、战争、动乱、恐怖事件及其他严重影响公众健康、环境安全及正常医疗秩序的院内外突发事件，应尽力提供快速、有序、有效、安全的医疗急救服务，挽救伤病员生命，避免和减少人员伤亡，保障人民群众身体健康和生命安全。

在护理工作中，难免会遇到突发事件。作为护理人员，对一般的院内突发事件，能准确评估、识别、判断事件的性质，采取有效应对措施；必要时按流程上报，按照应急预案的要求采取应急措施处理问题，同时做好记录；对于重大的院内外突发事件，依据应急预案的要求，按照各自的岗位职责参与突发事件的院内外抢救和处理工作，并按规定书写记录，事后做分析总结。

三、课程目标

学习本课程以后,学生在面对院内外突发事件时,能具备良好的应急反应能力,能识别和处理简单的突发情况;能按照应急预案的要求参与大型突发事件的处理。具体来说,学生学习后能够独立:

1. 识别和处理院内患者发生紧急状态的事件,并做好记录和事后分析总结。
2. 识别和处理院内意外事件或紧急状态,按照相关规定上报和参与突发事件的处理,并做好记录和事后分析总结。
3. 参与院外突发事件的院前急救,完成现场检伤和救护工作;按照岗位职责参与院外突发事件的院内急救;做好记录和事后分析总结。

四、工作与学习内容

1. 工作对象和基本内容

(1) 在院内治疗护理患者的过程中,遇到患者出现危及生命、健康与安全的紧急状态时,积极采取措施、正确处理,维护患者健康,挽救患者生命,将患者的损失降到最小。

(2) 在院内治疗护理过程中,遇到传染病患者、职业伤害、仪器设备故障、护理差错、治安事件以及自然灾害等各种意外情况或紧急状态,按照预案和流程的规定采取措施积极预防和应对,维护患者和工作人员自身健康,将患者、工作人员与医院的损失降到最小。

(3) 在面临重大传染病疫情、食物中毒和职业中毒、化学品或放射物泄露、自然灾害、战争、动乱、恐怖事件等院外突发事件,造成大量人员伤亡时,以良好的快速应急反应能力,履行职责,按照相关规定参与和处理突发事件,提供快速、有序、有效、安全的现场和院内急救医疗服务,避免和减少人员伤亡,挽救伤病员生命。

2. 工具与材料

(1) 相关法律法规和应急预案:《中华人民共和国突发事件应对法》《中华人民共和国传染病防治法》《突发公共卫生事件应急条例》《国家突发公共事件总体应急预案》《北京市突发公共事件总体应急预案》《北京市危险化学品事故应急救援预案》。

(2) 单位规章制度、应急预案、应急工作流程。

(3) 案例:院内患者发生紧急状态的应急处理案例;院内意外事件或紧急状态时的应急处理案例;群发伤的情境演练。

(4) 检伤标识。

(5) 医疗仪器、设备、药品及各种防护工具。

(6) 相关书籍:《基础护理学》《健康评估》《内科学》《外科学》《妇产科学》《儿科学》《急危重症护理学》《传染病学》等。

(7) 急救技术与疾病护理常规。

3. 工作方法

(1) 评估:通过沟通、观察等收集资料,发现异常情况或紧急状态;收集意外情况或紧急状态时的资料,评估事件的情况。

(2) 判断与识别:根据评估所得的资料,分析判断发生了何种事件,识别需应对的状态,确定需解决的问题;判断事件的严重程度,确定应对的方法途径。

(3) 制订计划:对需解决的问题,明确要采取的措施和需达到的目标,区分轻重缓急,制订具体措施和应对计划。
（4）实施计划和措施：采取措施，落实计划。
（5）评价效果与反思：对评估、判断与识别、计划与实施的过程，事件的发生、发展及结果进行评价和反思，并提出改进意见。

4. 工作组织方式

（1）在直接领导者的领导和指导下，完成各项工作。
（2）配合医生及其他工作人员完成患者的救治、护理工作，维护患者和工作人员自身健康和安全。
（3）与医技、后勤等相关人员沟通协调，满足急救需求。
（4）配合医院管理部门处理突发事件。

5. 工作要求

（1）遵守法规及规章制度、行为规范、服务标准、工作流程等，对患者实施护理和治疗活动。
（2）掌握专业相关知识和技能，及时准确进行护理评估，及时发现异常并实施救治措施，保障患者安全，维护和促进患者健康。
（3）知晓应急处理的预案、流程，并按照相关规定和岗位职责，适当处理突发事件或按要求参与突发事件的抢救和处理工作。
（4）按照现场检伤和分诊技术，正确检伤或分诊，并正确使用分检标识。
（5）按照伤病救治原则抢救、处理伤病员，配合医生救治。
（6）做好医、护、患之间的沟通协调工作，工作有序高效。
（7）知晓职业防护要求，正确使用防护工具，做好职业防护。
（8）熟悉常用设备、设施及工具的使用。
（9）准确及时做好记录，完成分析总结。

五、课程内容和要求

学习情境（一）：院内患者发生紧急状态的应急处理	
学习目标	学习内容
完成本学习任务后，学生应当能够： 1. 解释自己医院关于院内患者发生紧急状态的应急处理的相关规定的内容 2. 判断患者是否发生紧急状态，按流程报告和启动应急预案 3. 适当处理院内患者发生紧急状态的情况	1. 患者发生猝死的应急处理 2. 患者发生窒息的应急处理 3. 患者发生大出血的应急处理 4. 患者出现检验"危急值"的应急处理 5. 患者发生输液反应的应急处理 6. 患者发生输血反应的应急处理 7. 患者围术期意外情况的应急处理 8. 患者发生化疗药物外渗的应急处理 9. 患者出现药物不良反应的应急处理 10. 患者出现药物过敏的应急处理 11. 患者出现躁动的应急处理 12. 患者出现精神症状的应急处理

4.分析院内患者发生紧急状态的应急处理的规定，并对具体落实中存在的问题提出改进意见	13.患者有自杀倾向的应急处理 14.患者自杀的应急处理 15.患者伤人的应急处理 16.患者发生坠床/跌倒的应急处理 17.患者发生非计划性管路拔出的应急处理 18.患者擅离病房的应急处理

学时：18

教学建议与说明：教师为学生提供课程学习指导和建议，确保学生了解本阶段学习任务和要求，引导学生自主学习本课程提供的资源，并按照学习进度要求完成作业和考核

与其他学习情境的关系：这是本课程的第一个学习情境，是其他学习情境的基础

学习情境（二）院内意外事件或紧急状态的应急处理

学习目标	学习内容
完成本学习任务后，学生应当能够： 1.解释自己医院制订的院内意外事件或紧急状态的应急预案内容 2.发生意外事件或紧急状态时，按流程报告和启动应急预案 3.正确处理院内意外事件或紧急状态 4.分析评价院内意外事件或紧急状态的应急处理预案，并对具体落实中存在的问题提出改进意见	1.病房发现传染病患者的应急处理 2.护理人员发生锐器伤的应急处理 3.使用仪器和抢救设备出现意外情况的应急处理 4.患者使用时体温计破损的应急处理 5.使用中血压计水银外漏的应急处理 6.用药错误的应急处理 7.采集标本发生意外情况的应急处理 8.无菌物品质量缺陷的应急处理 9.遇暴徒的应急处理 10.失窃的应急处理 11.失火的应急处理 12.突然停电的应急处理 13.停水和突然停水的应急处理 14.泛水的应急处理 15.地震的应急处理

学时：18

教学建议与说明：教师为学生提供课程学习指导和建议，确保学生了解本阶段学习任务和要求，引导学生自主学习本课程提供的资源，并按照学习进度要求完成作业和考核

与其他学习情境的关系：这是本课程的第二个学习情境，基于第一个学习情境，是后一个学习情境的基础

学习情境（三）：院外突发事件的处理

学习目标	学习内容
完成本学习任务后，学生应当能够： 1.理解突发事件相关的法律法规的内容 2.解释医院制订的突发公共卫生事件应急预案的内容	1.法律法规和应急预案 （1）《中华人民共和国突发事件应对法》 （2）《中华人民共和国传染病防治法》 （3）《突发公共卫生事件应急条例》

3. 发生突发事件时，按流程报告和启动应急预案 4. 正确使用院前急救技术 5. 正确转运伤病员 6. 正确接诊批量伤病员 7. 按预案要求做好物资和人员准备 8. 分析评价医院制订的突发公共卫生事件应急预案，并对具体落实中存在的问题提出改进意见	（4）《国家突发公共事件总体应急预案》 （5）《北京市突发公共事件总体应急预案》 （6）《北京市危险化学品事故应急救援预案》 2. 院前急救技术 （1）现场伤情评估方法 （2）现场检伤分类方法 （3）现场救护技术 （4）现场救护注意事项 3. 批量伤病员的院内应急处理（3人以上） （1）急诊接诊与分诊 （2）大型创伤事件的应急处理 （3）中暑的应急处理 （4）溺水的应急处理 （5）电击伤的应急处理 （6）药物中毒的应急处理 （7）农药中毒的应急处理 （8）食物中毒的应急处理 （9）职业中毒的应急处理 （10）化学品中毒的应急处理 （11）烧伤的应急处理 （12）传染病疫情的应急处理
学时：18	
教学建议与说明：教师为学生提供课程学习指导和建议，确保学生了解本阶段学习任务和要求，引导学生自主学习本课程提供的资源，并按照学习进度要求完成作业和考核	
与其他学习情境的关系：这是本课程的最后一个学习情境，基于前两个学习情境	

六、相关说明

1. 教学方法与组织形式

教师对学习任务进行说明。学生明确学习任务后，制订学习计划，独立学习相关知识，教师答疑。学生在实际工作中寻找处理突发事件的案例，利用所学知识分析讨论案例应对突发事件的情况，反思处理的经过，提出改进意见，并且模拟突发事件应对，总结应对突发事件的经验。学生独立学习与课堂或在线讨论结合，教师面对面或在线指导。在案例学习过程中，学生理解所学知识并能完成规定情境中的应对突发事件的任务。行动导向教学法始终贯穿教学全过程。

2. 教学参考资料

法律法规和应急预案：《中华人民共和国突发事件应对法》《中华人民共和国传染病防治法》《突发公共卫生事件应急条例》《国家突发公共事件总体应急预案》《北京市突发公共事件总体应急预案》《北京市危险化学品事故应急救援预案》。

相关资料：医院工作制度、流程和应急预案。

专业书籍：《急危重症护理学》《传染病学》。

情境案例：突发公共卫生事件模拟演练案例。

3. 教学评价

本课程全部采用形成性评价，注重考核学生学习任务完成过程中的表现及进步，以教师评价为主，学生互评为辅，共包括三部分：

（1）学生基于课程设置的情境任务，完成三次课程作业，通过网络平台提交。指导教师给予评价，此部分成绩占课程总成绩的75%。

（2）学生基于课程设置的讨论话题，在课程论坛中参与互动交流。视学生在课程论坛中的参与情况，指导教师给予评价，此部分成绩占课程总成绩的10%。

（3）客观性评价：完成在线平台的客观题作业，此项成绩占课程总成绩的15%。

若学生提交的课程作业或在论坛中的发言被评为优秀案例或精华帖，或学生分享资料（案例、解决方案、文献、教材、课件、网站等）得到师生一致好评，将获得不同程度的加分，但本课程总分不超过100分。

4. 课程资源

网络平台建有课程知识库，提供本课程学习相关的知识和内容，包括教师讲课视频和文字讲义，内容涵盖突发事件处理和有关突发事件的法律法规、应急预案等，学生可根据个人学习需求查看浏览。同时，本课程教学要求及考核信息也在网络平台发布，学生需认真查看了解该类资源，按教学要求在教师指导下及时完成学习任务。

课业计划

院内外突发事件处理课业计划（一）

学习情境：患者在医院内发生紧急状态的应急处理	学时建议：18 学时

工作情境描述	患者在就诊或住院期间由于疾病进展、自理能力不足或治疗护理中出现意外等而发生紧急状态 护士要采取措施积极预防，一旦发生紧急状态，正确处理，维护患者健康，挽救患者生命，将患者的损失降到最小
学习任务	从临床实践工作中选出院内患者发生紧急状态的典型案例（选择学习内容的18种紧急状态中的一种），分析反思处理的经过，并提出改进意见
与其他学习情境的关系	这是本门课程的第一个学习情境，是其他学习情境的基础
学习目标	完成本学习任务后，学生应当能够： 1. 解释自己医院关于院内患者发生紧急状态的应急处理的相关规定的内容 2. 判断患者是否发生紧急状态，按流程报告和启动应急预案 3. 适当处理院内患者发生紧急状态的情况 4. 分析院内患者发生紧急状态的应急处理的规定，并对具体落实中存在的问题提出改进意见
学习内容	1. 患者发生猝死的应急处理 2. 患者发生窒息的应急处理 3. 患者发生大出血的应急处理 4. 患者出现检验"危急值"的应急处理 5. 患者发生输液反应的应急处理 6. 患者发生输血反应的应急处理 7. 患者围术期意外情况的应急处理 8. 患者发生化疗药物外渗的应急处理 9. 患者出现药物不良反应的应急处理 10. 患者出现药物过敏的应急处理 11. 患者出现躁动的应急处理 12. 患者出现精神症状的应急处理 13. 患者有自杀倾向的应急处理 14. 患者自杀的应急处理 15. 患者伤人的应急处理 16. 患者发生坠床/跌倒的应急处理 17. 患者发生非计划性管路拔出的应急处理 18. 患者擅离病房的应急处理

教学条件	1. 教学设备：计算机、网络、多媒体 2. 教学环境：网络教学平台、多媒体教室、情境模拟教室、医院等 3. 教师安排：每 30 名学生配备 1 名辅导老师 4. 学习资料：医院工作制度、应急预案；《急危重症护理学》《传染病学》等专业课本、专业书籍；情境案例
教学方法与组织形式	1. 采用行动导向教学法，以学生自主学习为主，结合教师讲授与在线指导及讨论 2. 教师通过网络学习平台构建学习环境，通过设计的学习情境引导和帮助学生自主学习，获得必须的知识和构建自己的学习体系，组织学生参加学习活动，指导学生完成学习任务，必要时提供面授辅导
教学流程	1. 教师对学习任务进行说明，学生明确学习任务 2. 学生制订学习计划，学习相关知识，教师答疑 3. 学生在实际工作中寻找处理紧急状态的案例，并利用所学知识分析案例对紧急状态的处理，反思处理的经过，提出改进意见，并总结应对院内患者发生紧急状态的经验 4. 教师指导学生参与论坛讨论，互相评价彼此的案例，探讨应对院内患者发生紧急状态的方法是否恰当，处理的效果，是否达到目的 5. 在应对院内患者发生紧急状态的实际工作中，教师指导学生利用所学知识思考并总结：如何正确处理院内患者发生紧急状态的情况 6. 学生独立完成规定情境中的应急处理院内患者发生紧急状态的任务，并以文字叙述处理过程中的关键和要点 7. 教师对学生学习任务进行评价并反馈
学业评价	测评项： 1. 自主学习计划 2. 课程论坛讨论的参与情况 3. 提交的情境案例作业

院内外突发事件处理课业计划（二）

学习情境：院内意外事件或紧急状态的应急处理	学时建议：18 学时
工作情境描述	在临床护理工作过程中，会遇到传染病患者、职业伤害、仪器设备故障、护理差错、治安事件以及自然灾害等各种意外情况或紧急状态 护士要采取措施积极预防和应对，一旦发生意外事故或紧急状态，能按预案和流程处理，维护患者和工作人员自身健康，将患者、工作人员与医院的损失降到最小
学习任务	从临床实践工作中选出院内意外事件或紧急状态的典型案例（选择学习内容的 15 种院内意外事件或紧急状态中的一种），分析反思处理的经过，并提出改进意见

与其他学习情境的关系	这是本门课程的第二个学习情境，基于第一个学习情境，是学习以后情境的基础
学习目标	完成本学习任务后，学生应当能够： 1. 解释自己医院制订的院内意外事件或紧急状态的应急预案内容 2. 发生意外事件或紧急状态时，按流程报告和启动应急预案 3. 正确处理院内意外事件或紧急状态 4. 分析评价院内意外事件或紧急状态的应急处理预案，并对具体落实中存在的问题提出改进意见
学习内容	1. 病房发现传染病患者的应急处理 2. 护理人员发生锐器伤的应急处理 3. 在用仪器和抢救设备出现意外情况的预防及应急处理 4. 患者使用时体温计破损的应急处理 5. 使用中血压计水银外漏的应急处理 6. 用药错误的应急处理 7. 采集标本发生意外情况的应急处理 8. 无菌物品质量缺陷的应急处理 9. 遇暴徒的应急处理 10. 失窃的应急处理 11. 失火的应急处理 12. 突然停电的应急处理 13. 停水和突然停水的应急处理 14. 泛水的应急处理 15. 地震的应急处理
教学条件	1. 教学设备：计算机、网络、多媒体 2. 教学环境：网络教学平台、多媒体教室、情境模拟教室、医院等 3. 教师安排：每30名学生配备1名辅导老师 4. 学习资料：医院工作制度、应急预案；《中华人民共和国传染病防治法》；《急危重症护理学》《传染病学》等专业课本、专业书籍；情境案例
教学方法与组织形式	1. 采用行动导向教学法，以学生自主学习为主，结合教师讲授与在线指导及讨论 2. 教师通过网络学习平台构建学习环境，通过设计的学习情境引导和帮助学生自主学习，获得必须的知识和构建自己的学习体系，组织学生参加学习活动，指导学生完成学习任务，必要时提供面授辅导
教学流程	1. 教师对学习任务进行说明，学生明确学习任务 2. 学生制订学习计划，学习相关知识，教师答疑 3. 学生在实际工作中寻找处理院内意外事件或紧急状态的案例，利用所学知识分析案例对意外事故或紧急状态的处理，反思处理的经过，提出改进意见，并总结应对院内意外事件或紧急状态的经验

教学流程	4. 教师指导学生参与论坛讨论，互相评价彼此的案例，探讨应对院内意外事件或紧急状态的方法是否恰当，处理的效果，是否达到目的。在应对院内意外事件或紧急状态的实际工作中，教师指导学生利用所学知识思考并总结：如何正确处理院内意外事件或紧急状态的情况 5. 学生独立完成规定情境中的应急处理院内意外事件或紧急状态的任务，并以文字叙述处理过程中的关键和要点 6. 教师对学生学习任务进行评价并反馈
学业评价	测评项： 1. 自主学习计划 2. 课程论坛讨论的参与情况 3. 提交的情境案例作业

院内外突发事件处理课业计划（三）

学习情境：院外突发事件的处理	学时建议：18 学时

工作情境描述	在临床工作过程中，可能遇到重大传染病疫情、食物中毒和职业中毒、化学品或放射物泄露、自然灾害、战争、动乱、恐怖事件等院外突发事件 护理人员要具备良好的快速应急反应能力，一旦发生突发事件，能履行职责，按照相关规定参与和处理突发事件，提供快速、有序、有效、安全的现场和院内急救医疗服务，避免和减少人员伤亡，挽救伤病员生命
学习任务	从临床实践工作中选出院外突发事件的典型案例，简单描述案例情况，并叙述应对 30 人受伤的突发事件的院前急救、院内处置的过程，分析总结医院应急预案落实中存在的问题，提出改进意见
与其他学习情境的关系	这是本门课程最后一个学习情境，以前面的学习情境为基础
学习目标	完成本学习任务后，学生应当能够： 1. 理解突发事件相关的法律法规的内容 2. 解释医院制订的突发公共卫生事件应急预案的内容 3. 发生突发事件时，按流程报告和启动应急预案 4. 正确使用院前急救技术 5. 正确转运伤病员 6. 正确接诊批量伤病员 7. 按预案要求做好物资和人员准备 8. 分析评价医院制订的突发公共卫生事件应急预案，并对具体落实中存在的问题提出改进意见
学习内容	1. 法律法规和应急预案 （1）《中华人民共和国突发事件应对法》 （2）《中华人民共和国传染病防治法》 （3）《突发公共卫生事件应急条例》

学习内容	（4）《国家突发公共事件总体应急预案》 （5）《北京市突发公共事件总体应急预案》 （6）《北京市危险化学品事故应急救援预案》 2.院前急救技术 （1）现场伤情评估方法 （2）现场检伤分类方法 （3）现场救护技术 （4）现场救护注意事项 3.批量伤病员的院内应急处理（3人以上） （1）急诊接诊与分诊 （2）大型创伤事件的应急处理 （3）中暑的应急处理 （4）溺水的应急处理 （5）电击伤的应急处理 （6）药物中毒的应急处理 （7）农药中毒的应急处理 （8）食物中毒的应急处理 （9）职业中毒的应急处理 （10）化学品中毒的应急处理 （11）烧伤的应急处理 （12）传染病疫情的应急处理
教学条件	1.教学设备：计算机、网络、多媒体 2.教学环境：网络教学平台、多媒体教室、情境模拟教室、医院等 3.教师安排：每30名学生配备1名辅导老师 4.学习资料：《中华人民共和国突发事件应对法》《中华人民共和国传染病防治法》《突发公共卫生事件应急条例》《国家突发公共事件总体应急预案》《北京市突发公共事件总体应急预案》《北京市危险化学品事故应急救援预案》等法律法规；医院工作制度、应急预案；《急危重症护理学》《传染病学》等专业课本、专业书籍；情境案例
教学方法与组织形式	1.采用行动导向教学法，以学生自主学习为主，结合教师讲授与在线指导及讨论 2.教师通过网络学习平台构建学习环境，通过设计的学习情境引导和帮助学生自主学习，获得必须的知识和构建自己的学习体系，组织学生参加学习活动，指导学生完成学习任务，必要时提供面授辅导
教学流程	1.教师对学习任务进行说明，学生明确学习任务 2.学生制订学习计划，学习相关知识，教师答疑；学生利用所学知识，总结应对突发公共卫生事件的工作方法和经验，分析应急预案可能存在的问题，提出改进意见，教师指导；学生参与论坛讨论，探讨彼此应对突发公共卫生事件的方法是否恰当，处理的效果，是否达到目的，教师指导

教学流程	3.在模拟应对突发公共卫生事件的工作中,教师指导学生利用所学知识思考并总结:如何正确应对突发公共卫生事件 4.学生独立完成规定情境中的应对突发公共卫生事件的任务,并以文字叙述处理过程中的关键和要点 5.教师对学生学习任务进行评价并反馈
学业评价	测评项: 1.自主学习计划 2.课程论坛讨论的参与情况 3.提交的情境案例作业

疑难与复杂护理问题处置

课程标准

课程名称：疑难与复杂护理问题处置
适用专业：护理学专业（专升本）
学时学分：54学时，3学分

一、课程性质

疑难与复杂护理问题处置是护理学专业的一门理论知识与实践一体化的课程，建立在人际沟通、医学伦理学、心理学、护理学基础、健康评估以及临床常见病护理、急危重症疾病护理等前期课程基础上，是护理学专业的必修课程。学习本门课程旨在提升学生对疑难与复杂护理问题的处置能力。

二、典型工作任务描述

人口的老龄化以及疾病谱的转变，使得病因复杂的疑难、重症患者日益增多。随着医学飞速发展和诊疗技术日益精深，抢救技术和监测技术不断发展，各种新的抢救和监测仪器的使用，为更多的急危重症患者赢得了救治机会。

临床护士必须掌握急危重症患者的生物、心理以及社会基本特征，熟悉临床常见的基础及专科知识和操作技术，能够及早发现和及时处理患者的病情变化及并发症。

综合性医院大多分科较细，当患者出现非本专科的并发症、器官功能障碍，应用非本专科药物、仪器设备、开展新手术或新治疗时，护理质量往往受到经验水平的制约和影响而得不到保证，因此，提高临床护理人员处理疑难与复杂护理问题的能力尤其重要。

处置疑难与复杂护理问题的工作过程是：责任护士根据临床各项医疗及护理评估，全面综合分析、判断病情变化、识别患者的护理需求以及潜在的风险，制订护理措施并实施。对本专业不能解决或措施无明显效果的护理问题，采取病例讨论、护理会诊、护理查房等措施予以处理。

三、课程目标

学生在临床护理工作中，运用疾病专业知识与技能进行护理评估，对疑难与复杂护理问题及出现的并发症等进行分析，在疑难与复杂护理问题处置中，正确执行常见病、急危重症疾病护理常规，准确进行护理评估，适时组织护理查房、护理会诊并书写护理个案或综述。

学习本课程后，学生应当能够：

1.综合评估患者，为患者提供有效的护理措施，运用专业知识与技能解决疑难与复杂护理问题，保证患者安全及护理质量。

2. 按流程组织或参与护理查房和护理会诊，解决疑难与复杂护理问题。

3. 总结、反思疑难与复杂病例的处置过程，书写个案护理或查找文献，对疑难与复杂问题的处理进行梳理、总结、综述。

四、工作与学习内容

1. 工作对象和基本内容

（1）责任护士根据临床各项医疗及护理评估，全面综合分析、判断病情变化，识别患者的护理需求以及潜在的风险，制订护理措施并实施。

（2）找出本专业不能解决或措施无明显效果的护理问题，列入疑难与复杂病例进行护理查房、会诊，并能分析总结护理问题及经验，查阅相关最新文献，书写护理个案、综述等。具体内容如下：

1）疑难与复杂病例护理查房

2）疑难与复杂病例护理会诊

3）疑难与复杂病例个案护理

4）疑难与复杂病例综述

注：以上学习内容可以四选三。

2. 工具材料

（1）专业书籍：疾病诊断及临床治疗指南、临床护理基础及专科操作技能标准、护理诊断、急救护理实用手册、各种疾病及相关诊疗技术新进展、常见临床症状的鉴别诊断与治疗、实用临床护理查体手册、常用药、毒麻、高危及抢救药物使用说明及配伍禁忌等。

（2）医院制度、流程等：疾病护理常规、评估表（评估量表）、护理记录标准、危重患者护理计划制订标准、重症患者应急预案及抢救流程、护理用具及急救设备的规范使用要求、不良事件处理及上报原则的有关规定、临床护理查房制度、流程及要求、临床护理信息及管理系统、满意度调查表。

（3）其他：电子信息产品（多媒体的使用）、文献检索等。

3. 工作方法

（1）护士通过沟通技巧与患者及家属建立合作信任的护患关系；做好患者心理及行为观察。

（2）在护理工作中通过观察及评估技能，掌握典型病例，进行查房、会诊（疑难、重症、复杂、死亡病例）。

（3）在工作中依据循证护理的理论，制订完善的护理计划；运用护理程序及熟练急救技能，实施针对性的护理措施，完成重症患者的护理，并真实全面记录护理过程。

（4）运用评判性思维方法总结护理经验，进行专题讨论、护理查房（相关学科护理联合查房）。

4. 工作组织方式

（1）在护士长的领导和指导下完成护理工作。

（2）与医生、本科室及其他科室护理人员、医技、医辅后勤等相关人员进行沟通配合。

（3）及时与护士长沟通并上报患者病情发展状况。

（4）及时与患者、家属沟通告知，取得配合。

（5）配合医生完成患者治疗及抢救；详细记录护理相关文书。

(6)运用先进的信息及网络系统完善护理查房、会诊及个案、综述的书写。

(7)与护士、同学间交流沟通,分享护理经验。

5．工作要求

(1)遵守卫生行业法规及规章、行为规范、服务标准、工作流程、工作职责等对疑难与复杂患者实施观察、护理和治疗、处理。

(2)及时评估,识别和发现疑难与复杂患者的病情变化,做好预见性护理,及时报告医生并配合处理。

(3)运用专业规范的相关护理知识和技能有效地配合并完成抢救和护理工作。

(4)密切监测,及时识别病情变化、安全隐患,关注重点环节的护理。

(5)能够正确运用护理程序护理患者。

(6)做好工作的总结和持续改进。

(7)及时准确做好相关护理文书的记录。

(8)运用先进的信息及网络系统完善护理工作。

(9)具备护理科研意识。

五、课程内容和要求

学习情境(一):疑难与复杂病例会诊	
学习目标	学习内容
完成本学习任务后,学生应当能够: 1.掌握护理会诊制度相关流程及要求 2.对患者进行总体护理评估,分析病例,并找出需会诊的护理问题,说明护理会诊及寻求相关科室专业支持的目的 3.总结处理疑难与复杂病例的经验与教训,应用于临床工作 4.理解其他专业或学科的相关护理知识、新技术、新进展	1.医院护理会诊制度、流程、要求 2.相关专业知识(疾病诊断、治疗、护理评估,护理措施) 3.医院的相关急危重症护理常规、规范、标准 4.文书记录规范
学时:18	
教学建议与说明:教师为学生提供课程学习指导和建议,确保学生了解本阶段学习任务和要求,引导学生自主学习本课程提供的资源,并按照学习进度要求完成作业和考核	
与其他学习情境的关系:第一个学习情境,是后面的学习情境的基础,同时也是护理查房及会诊、综述书写过程中并行的一项情境任务	
学习情境(二):疑难与复杂病例综述	
学习目标	学习内容
完成本学习任务后,学生应当能够: 1.对患者进行总体护理评估,独立判定疑难与复杂护理案例,并找出需解决、讨论的护理问题 2.将临床典型病例处置方法作为综述专题分析研究,进行护理工作措施的总结与分析,总结标准的护理措施	1.综述书写相关知识及技能 2.疾病相关知识 3.医院相关危急重症护理常规、规范、标准

3. 针对疑难与复杂护理问题的处理方法进行临床工作的经验与教训总结 4. 掌握常见病或急危重症护理知识，了解新技术、新进展 5. 通过恰当途径和方式收集信息，收集真实、准确的相关信息	4. 病例分析方法 5. 文献检索方法

学时：18	
教学建议与说明：教师为学生提供课程学习指导和建议，确保学生了解本阶段学习任务和要求，引导学生自主学习本课程提供的资源，并按照学习进度要求完成作业和考核	
与其他学习情境的关系：这是第二个学习情境，基于并平行于第一个学习情境，是后面情境学习的基础	

学习情境（三）：疑难与复杂病例护理查房	
学习目标	学习内容
完成本学习任务后，学生应当能够： 1. 对患者进行总体护理评估，独立判定疑难与复杂护理案例，并找出需解决、讨论的护理问题 2. 掌握护理查房相关流程及要求 3. 分析、总结临床典型病例的护理措施 4. 针对疑难与复杂护理问题的处理方法进行临床工作的经验总结 5. 掌握常见病和危急重症护理知识，了解新技术、新进展 7. 正确书写护理文书，并做好反思、评价 8. 采取恰当的信息收集途径和方式，收集真实、准确的相关信息	1. 护理查房的要求、标准和流程 2. 疾病相关知识 3. 病情的诊断、治疗、护理措施，评估患者病情，病例汇报
学时：18	
教学建议与说明：教师为学生提供课程学习指导和建议，确保学生了解本阶段学习任务和要求，引导学生自主学习本课程提供的资源，并按照学习进度要求完成作业和考核	
与其他学习情境的关系：这是第三个学习情境，基于前两个学习情境，是以后学习其他情境的基础	

学习情境（四）：疑难与复杂病例个案护理	
学习目标	学习内容
完成本学习任务后，学生应当能够： 1. 对患者进行总体护理评估，独立判定疑难与复杂护理案例，并找出需解决、讨论的护理问题 2. 掌握护理个案书写方法 3. 将临床典型病例作为个案进行护理工作措施的总结与分析，将总结的护理措施应用于临床工作	1. 个案书写的规范、要求及标准 2. 病例分析方法（包括解剖、生理、病理及治疗护理） 3. 疾病相关知识（诊断、治疗、护理评估、护理措施）

4. 会运用疑难与复杂护理问题处置办法 5. 总结疑难与复杂护理问题处理的经验与教训 6. 掌握常见病或危急重症护理知识，了解新技术、新进展 7. 正确书写护理文书，并做好反思、评价 8. 采取恰当的信息收集途径和方式，收集真实、准确的相关信息	4. 文献检索方法

学时：18

教学建议与说明：教师为学生提供课程学习指导和建议，确保学生了解本阶段学习任务和要求，引导学生自主学习本课程提供的资源，并按照学习进度要求完成作业和考核

与其他学习情境的关系：这是最后一个学习情境，在前三个学习情境的基础上，做出经验性的护理总结及归纳

六、相关说明

1. 教学方法与组织形式

采取行动导向教学法、自主学习法、讲授与在线讨论法相结合的教学方法。

教师通过网络学习平台构建学习环境，通过任务引导学生自主学习，组织学生参加学习活动，指导学生完成学习任务，必要时提供面授辅导。

2. 教学参考资料

（1）相关书籍：《内科护理学》《外科护理学》《妇科护理学》《儿科护理学》《健康评估》教材及光盘。

（2）相关资料：临床科室特殊检查流程及规范、临床护理技术操作光盘（基础操作、专科操作）、《护理心理学》、临床各常见病临床指南、医院规章制度与流程，医院工作制度。

（3）情境案例。

3. 教学评价

本课程全部采用形成性评价，注重考核学生学习任务完成过程中的表现及进步，以教师评价为主，学生互评为辅，鼓励学生自主参与和探究，共包括两部分：

（1）学生基于课程设置的情境任务，完成三次课程作业，通过网络平台提交，任课教师给予评价，此部分成绩占课程总成绩的90%。

（2）学生基于教师布置的讨论话题或作业完成情况，在课程论坛中参与互动交流，视学生在课程论坛中的参与情况，任课教师给予评价，此部分成绩占课程总成绩的10%。

4. 课程资源

网络平台建有课程知识库，提供本课程学习相关的知识和内容，包括教师讲课视频和文字讲义，学生可根据个人学习需求查看浏览。同时，本课程教学要求及考核信息也在网络平台发布，学生需认真查看了解该类资源，按教学要求在教师指导下及时完成学习任务。

课业计划

疑难与复杂护理问题处置课业计划（一）

学习情境：疑难与复杂病例会诊	学时建议：18 学时

工作情境描述	责任护士根据临床各项医疗及护理评估，依据常见病、危急重症疾病的护理常规，全面综合地分析、判断病情变化，识别患者的护理需求，评估潜在风险，找出本专业无法解决或措施无明显效果的护理问题，列入疑难与复杂病例会诊，并组织护理会诊
学习任务	在临床护理工作中，以疾病专业知识、技能及临床护理评估能力为基础，针对疑难与复杂护理问题等进行分析。从临床实践工作中选出病情复杂、并发症多、护理难度大、病情特殊罕见、跨专科的病例中无法解决的护理问题，寻求相关专业指导，减少护理并发症的发生，完成一次护理会诊，解决跨专科的护理难题
与其他学习情境的关系	第一个学习情境，是后面的学习情境的基础，同时也是护理查房及会诊、综述书写过程中并行的一项情境任务
学习目标	完成本学习任务后，学生应当能够： 1. 掌握护理会诊制度相关流程及要求 2. 对患者进行总体护理评估，分析病例，并找出需会诊的护理问题，说明护理会诊及寻求相关科室专业支持的目的 3. 总结处理疑难与复杂病例的经验与教训，应用于临床工作 4. 理解其他专业或学科的相关护理知识、新技术和新进展
学习内容	1. 医院护理会诊制度、流程及要求 2. 相关专业知识（疾病诊断、治疗、护理评估及护理措施） 3. 医院的相关急危重症护理常规、规范及标准 4. 文书记录规范
教学条件	1. 教学设备：计算机、网络、多媒体 2. 教学环境：网络教学平台、多媒体教室、情境模拟教室、医院等 3. 教师安排：每 30 名学生配备 1 名辅导老师 4. 学习资料：《内科护理学》《外科护理学》《妇科护理学》《儿科护理学》《健康评估》教材及光盘，临床科室特殊检查流程及规范、临床护理技术操作光盘（基础操作、专科操作）、《护理心理学》《实用临床护理程序》、临床疾病诊疗指南、医院规章制度与流程，医院工作制度，情境案例、护理评估等
教学方法与组织形式	1. 采取行动导向教学法、自主学习法、讲授与在线讨论法相结合的教学方法 2. 教师通过网络学习平台构建学习环境，通过任务引导学生自主学习，组织学生参加学习活动，指导学生完成学习任务，必要时提供面授辅导

教学流程	1. 教师对学习任务进行说明，学生明确学习任务 2. 学生网上自学文字讲义、教学课件、光盘、相关学习资料、阅读材料，完成本阶段任务 3. 鼓励学生针对学习中的难点在网上提问，教师进行解答 4. 教师引导学生通过论坛分享一例典型疑难与复杂问题的病例，对临床护理工作存在的问题进行针对性分析及持续改进 5. 教师对学生学习任务进行评价并反馈
学业评价	测评项： 1. 课程论坛讨论的参与情况 2. 提交的会诊案例

疑难与复杂护理问题处置课业计划（二）

学习情境：疑难与复杂病例综述		学时建议：18学时
工作情境描述	疑难与复杂病例综述是临床护士处理疑难与复杂护理问题的重要方法 其典型工作情境是责任护士根据临床各项医疗及护理评估，全面综合分析、判断病情变化、识别患者的护理需求以及潜在的风险，制订护理措施并实施。找出本专业不能解决或措施无明显效果的护理问题，列入疑难与复杂病例进行护理病例相应的讨论、查房等处理措施，并查找最新的医疗护理文献进行归纳总结，完成综述，指导临床护理工作	
学习任务	在临床实践工作中将无法解决的、病情复杂、并发症多、护理难度大、特殊罕见、跨专科的护理问题，通过查找资料、文献等，进行综合分析提炼完成一份综述	
与其他学习情境的关系	这是第二个学习情境，基于并平行于第一个学习情境，是后面情境学习的基础及为后面的学习情境提供科学的依据	
学习目标	完成本学习任务后，学生应当能够： 1. 对患者进行总体护理评估，独立判定疑难与复杂护理案例，并找出需解决、讨论的护理问题 2. 将临床典型病例处置方法作为综述专题分析研究，进行护理工作措施的总结与分析，总结标准的护理措施 3. 针对疑难与复杂护理问题处理方法进行临床工作中的经验与教训总结 4. 掌握常见病或急危重症护理知识，了解新技术、新进展 5. 通过恰当途径和方式收集信息，收集真实、准确的相关信息	
学习内容	1. 综述书写相关知识及技能 2. 疾病相关知识 3. 医院相关急危重症护理常规、规范及标准 4. 病例分析方法 5. 文献检索方法	

教学条件	1. 教学设备：计算机、网络、多媒体 2. 教学环境：网络教学平台、多媒体教室、情境模拟教室、医院等 3. 教师安排：每30名学生配备1名辅导老师 4. 学习资料：《内科护理学》《外科护理学》《妇科护理学》《儿科护理学》《健康评估》教材及光盘、临床科室特殊检查流程及规范、临床护理技术操作光盘（基础操作、专科操作）、《护理心理学》《实用临床护理程序》、临床疾病治疗指南、医院规章制度与流程，医院工作制度、情境案例、护理评估等
教学方法与组织形式	1. 采取行动导向教学法、自主学习法、讲授与在线讨论法相结合的教学方法 2. 教师通过网络学习平台构建学习环境，通过任务引导学生自主学习，组织学生参加学习活动，指导学生完成学习任务，必要时提供面授辅导
教学流程	1. 教师对学习任务进行说明，学生明确学习任务 2. 学生网上自学文字讲义、教学课件、光盘、相关学习资料、阅读材料，完成本阶段练习题 3. 鼓励学生针对学习中的难点在网上提问，教师进行解答 4. 教师对学生学习任务进行评价并反馈
学业评价	测评项： 1. 课程论坛讨论的参与情况 2. 提交的综述文章

疑难与复杂护理问题处置课业计划（三）

学习情境：疑难与复杂病例护理查房	学时建议：18学时
工作情境描述	疑难与复杂病例护理查房是临床护士处理疑难与复杂护理问题的重要方法，是责任护士根据临床各项医疗病例及护理记录，全面综合分析，依据常见病、急危重症疾病护理常规，进行护理评估，制订护理措施并实施，列入疑难与复杂病例查房
学习任务	找出在临床实践工作中病情复杂、并发症多、护理难度大、特殊罕见、跨专科的病例中无法解决的护理问题 在临床护理工作中，运用疾病专业知识与技能进行护理评估，针对疑难与复杂护理问题及出现的并发症等进行分析，完成一份护理查房记录，总结该患者护理中的经验及教训，并提出改进措施
与其他学习情境的关系	这是第三个学习情境，基于前两个学习情境，是以后学习其他情境的基础
学习目标	完成本学习任务后，学生应当能够： 1. 对患者进行总体护理评估，独立判定疑难与复杂护理案例，并找出需解决、讨论的护理问题 2. 掌握护理查房相关流程及要求

学习目标	3.分析、总结临床典型病例的护理措施 4.针对疑难与复杂护理问题处理方法进行临床工作的经验总结 5.掌握常见病和急危重症护理知识，了解新技术、新进展 7.正确书写护理文书，并做好反思、评价 8.采取恰当的信息收集途径和方式，收集真实、准确的相关信息
学习内容	1.护理查房的要求、标准和流程 2.疾病相关知识 3.病情的诊断、治疗、护理措施，评估患者病情，病例汇报
教学条件	1.教学设备：计算机、网络、多媒体 2.教学环境：网络教学平台、多媒体教室、情境模拟教室、医院等 3.教师安排：每30名学生配备1名辅导老师 4.学习资料：《内科护理学》《外科护理学》《妇科护理学》《儿科护理学》《健康评估》教材及光盘，临床科室特殊检查流程及规范、临床护理技术操作光盘（基础操作、专科操作）、《护理心理学》《实用临床护理程序》、临床疾病治疗指南、医院规章制度与流程，医院工作制度、情境案例、护理评估等
教学方法与组织形式	1.采取行动导向教学法、自主学习法、讲授与在线讨论法相结合的教学方法 2.教师通过网络学习平台构建学习环境，通过任务引导学生自主学习，组织学生参加学习活动，指导学生完成学习任务，必要时提供面授辅导
教学流程	1.教师对学习任务进行说明，学生明确学习任务 2.学生网上自学文字讲义、教学课件、光盘、相关学习资料、阅读材料，完成本阶段任务 3.鼓励学生针对学习中的难点在网上提问，教师进行解答 4.教师引导学生通过论坛分享临床工作中疑难与复杂病例护理查房的处置形式，并对疑难与复杂问题处置方法进行评价，讨论查房的经过、护理经验及教训 5.教师对学生学习任务进行评价并反馈
学业评价	测评项： 1.课程论坛讨论的参与情况 2.提交的情境案例

疑难与复杂护理问题处置课业计划（四）

学习情境：疑难与复杂病例个案护理		学时建议：18学时	
工作情境描述	疑难与复杂病例个案护理是临床护士处理疑难与复杂护理问题的重要方法。责任护士将疑难与复杂病例，依据常见病、急危重症疾病护理常规进行护理评估，全面综合分析，通过查找文献进行个案书写		

学习任务	学生在临床护理工作中，用疾病专业知识与技能进行护理评估，针对疑难与复杂护理问题及出现的并发症等进行分析，总结护理经验教训，完成一份护理个案分析
与其他学习情境的关系	这是最后一个学习情境，也是对前面学习情境的总结提炼
学习目标	完成本学习任务后，学生应当能够： 1. 对患者进行总体护理评估，独立判定疑难与复杂护理案例，并找出需解决、讨论的护理问题 2. 掌握护理个案书写方法 3. 将临床典型病例作为个案进行护理工作措施的总结与分析，将总结的护理措施应用于临床工作 4. 会运用疑难与复杂护理问题处置办法 5. 总结疑难与复杂护理问题处理的经验与教训 6. 掌握常见病或急危重症护理知识，了解新技术、新进展 7. 正确书写护理文书，并做好反思、评价 8. 采取恰当的信息收集途径和方式，收集真实、准确的相关信息
学习内容	1. 个案书写的规范、要求及标准 2. 病例分析方法（包括解剖、生理、病理及治疗护理） 3. 疾病相关知识（诊断、治疗、护理评估、护理措施） 4. 文献检索方法
教学条件	1. 教学设备：计算机、网络、多媒体 2. 教学环境：网络教学平台、多媒体教室、情境模拟教室、医院等 3. 教师安排：每30名学生配备1名辅导老师 4. 学习资料：《内科护理学》《外科护理学》《妇科护理学》《儿科护理学》《健康评估》教材及光盘，临床科室特殊检查流程及规范、临床护理技术操作光盘（基础操作、专科操作）、《护理心理学》《实用临床护理程序》、临床疾病诊疗指南、医院规章制度与流程，医院工作制度，情境案例、护理评估等
教学方法与组织形式	1. 采取行动导向教学法、自主学习法、讲授与在线讨论法相结合的教学方法 2. 教师通过网络学习平台构建学习环境，通过任务引导学生自主学习，组织学生参加学习活动，指导学生完成学习任务，必要时提供面授辅导

教学流程	1. 教师对学习任务进行说明，学生明确学习任务 2. 学生网上自学文字讲义、教学课件、光盘、相关学习资料、阅读材料，完成本阶段练习题 3. 鼓励学生针对学习中的难点在网上提问，教师进行解答 4. 教师引导学生通过论坛分享疑难与复杂护理问题的处置方法，对疑难与复杂护理问题处置方法进行评价 5. 教师对学生学习任务进行评价并反馈
学业评价	测评项： 1. 课程论坛讨论的参与情况 2. 提交的个案

护理质量监控

课程标准

课程名称：护理质量监控
适用专业：护理学专业（专升本）
学时学分：36 学时，2 学分

一、课程性质

护理质量监控是关于合理使用质量管理工具，通过全员参与的形式，全面提升护理质量、防范护理风险的一门理论实践一体化课程。建立在基础护理学、护理管理学、护理安全与风险管理、医学统计学以及各专科疾病护理等专业知识基础上，是护理学专业必修课程。学习本门课程旨在提升学生质量管理意识和能力，达到提高护理质量的目的。

二、典型工作任务描述

护理质量是医院服务质量的重要组成部分，为患者提供满意的服务既是医院的服务宗旨，又是社会和患者对医院的要求。护理服务质量直接关系到患者的生命与健康，关系到医院在社会公众中的形象。因此，加强护理质量监控，不断提高护理服务质量，使患者满意是护理质量管理的主要任务，是医院护理管理的永恒主题，也是每位护理人员的职责所在。只有每位护理人员都关心护理质量，落实质量控制工作，护理质量才能真正得到保证和提高。在质量管理活动中注重评价护理过程和成效，注重持续质量改进，使患者真正从护理质量控制中受益。

护理质量监控的典型工作任务是护理人员树立全员参与质量管理和监控的理念，以先进的理论，科学的方法和工具，从要素质量、环节质量、终末质量三个方面建立健全质量评价体系，调动所有人员的积极主动性，全员参与，为患者提供专业、高质、满意的服务；同时加强安全管理，防范各种护理风险，减少不良事件的发生。护理质量持续改进是护士进行质量监控的主要工作方法。

护理人员在工作中需要关注以下几个方面才能做好质量的监控：①根据护理质量管理理念和流程，首先关注要素质量管理要求：如组织结构、物资设备、资源和仪器设备及护理人员的素质；监控的方法：现场调查、考核、问卷调查、查阅资料等。②环节质量管理要求：加强护理重点环节及关键环节的过程管理（如遵照规范执行护理操作）；加强质量控制中的各级督查（如同伴督导，护士长、科护士长、护理部的督导和检查）；监控的方法主要为现场检查。③重视终末质量评价，即对护理服务最终结果的评价。关注质量指标（如患者满意度、感染率、救治成功率、不良事件等）。④在进行各种护理工作时，都应加强护理安全和风险的管理，应用多种管理工具，规避风险，持续改进和提升护理质量。

三、课程目标

学生在临床工作中能积极参与护理质量管理，改善护理质量；规避护理风险，保障患者和自身安全，并能进行持续质量改进，达到提高护理质量的目标。学生应当能够独立：

1. 运用质量管理工具，改善护理质量问题。
2. 运用风险管理知识，进行风险管理，规避护理风险的发生。

四、工作与学习内容

（一）工作对象和基本内容

1. 针对工作中存在的护理质量问题或需要改善的护理质量问题，从质量管理的三要素入手，完善要素质量、监控过程质量、分析结果质量，并按照 PDCA 的原则进行质量持续改进。
2. 在临床工作中能运用风险管理的知识，规避护理风险的发生，如果发生护理风险（不良事件、职业伤害），知晓并能按照要求进行不良事件的上报、分析和改进，避免类似风险的再次发生，达到保障患者和自身安全的目的。

（二）工具材料

1. 国家法律法规、行业标准
2. 管理类书籍
3. 信息化系统、计算机、质控中心的网站
4. 管理工具（统计分析表、措施计划表、排列图法、因果分析图法、分层法、鱼骨图、直方图法、控制图法、散布图法）
5. 管理方法和软件
6. 质量评价体系、评价标准与制度、行业标准及管理流程
7. 医院的各种质量管理的规章制度、SOP
8. 各种质控表、不良事件报告单
9. 调查问卷、反馈表
10. 质量指标评价体系

（三）工作方法

1. 持续护理质量改进
2. 查阅资料（含网站），制订制度、标准等
3. 互相督导和检查，上级督导和检查
4. 满意度调查
5. 信息处理
6. 使用统计学方法分析质量结果指标，不断改进
7. 专题讨论或会议
8. 寻求其他部门的帮助
9. 效果的评价、反馈
10. QCC
11. 头脑风暴
12. 培训

（四）工作组织方式

1. 在国家、省市级质控中心，医院质量管理委员会的指导下，开展护理质量管理工作。
2. 医院不同层级间人员相互配合。
3. 与医生、其他护理人员、医技、后勤等相关人员进行沟通。
4. 与护士长、上级主管部门沟通、汇报。
5. 与患者或家属沟通（满意度调查）。
6. 按照岗位要求开展护理质量检查活动。

（五）工作要求

1. 掌握护理质量管理的方法、标准，积极参与实践。
2. 遵守卫生行业法规及规章、行为规范、服务标准、工作流程、临床指南等对患者实施护理和治疗活动。
3. 通过多种方式（培训、督导和检查等）进行护理质量控制。
4. 熟悉护理质量管理的指标体系，并力争达到管理指标。
5. 定期运用科学的方法对指标进行分析，并利用管理工具，发现工作中的不足，不断完善提高。
6. 掌握护理风险防范的方法和措施，规避护理风险。
7. 执行不良事件上报制度，定期对不良事件进行分析，优化流程，持续改进。
8. 在工作中应用各种质量管理工具和方法解决实际遇到的问题。
9. 能及时发现护理工作中的不足，及时制订修正措施、监督效果的评价。
10. 配合护理管理者做好质量控制及护理持续改进（参与质量管理、品管圈）。

五、课程内容和要求

学习情境（一）：护理质量问题改善	
学习目标	学习内容
完成本学习任务后，学生应当能够： 1. 理解护理质量管理相关概念 2. 了解全面质量管理的理念和方法 3. 掌握护理质量监控的方法和工具 4. 通过多种方式（培训、督导和检查等）进行护理质量的过程控制 5. 阐述质量指标的意义，并能实施目标质量管理 6. 通过PDCA实现闭环管理 7. 定期运用科学的方法对指标进行分析，并利用管理工具，发现工作中的不足，不断完善提高 8. 及时发现护理工作中的不足，制订修正措施、监督效果的评价 9. 配合护理管理者做好质量控制及护理持续改进（参与质量管理、品管圈）	1. 护理质量管理概念及发展 2. 全面质量管理的概念 3. 护理质量监控的内容和方法 4. 制订标准和规范的原则和方法 5. 护理质量控制的方法和注意事项 6. 质量评价指标体系 7. 护理质量持续改进（PDCA）理念与方法

学时：18
教学建议与说明：教师为学生提供课程学习指导和建议，确保学生了解本阶段学习任务和要求，引导学生自主学习本课程提供的资源，并按照学习进度要求完成作业和考核。学生需根据作业要求，列举1~2个需改善护理质量的相关案例并运用质量管理方法解决提出的护理质量问题
与其他学习情境的关系：是学习第二个情境的基础，也是护理质量监控的主要内容

学习情境（二）：护理风险管理	
学习目标	学习内容
完成本学习任务后，学生应当能够： 1. 阐述护理安全和风险管理的意义 2. 掌握患者安全管理的方法 3. 掌握风险管理的流程 4. 掌握不良事件的处理原则 5. 定期对不良事件进行分析，优化流程，持续改进 6. 主动参与风险防范的活动，配合护理管理者保障患者安全，规避风险	1. 护理安全和风险管理的理论知识 2. 护理安全和风险管理的方法 3. 患者安全的十大目标 4. 风险管理的流程 5. 不良事件管理的方法 6. 不良事件的分析方法 7. 持续护理质量改进（PDCA）理念与方法
学时：18	
教学建议与说明：教师为学生提供课程学习指导和建议，确保学生了解本阶段学习任务和要求，引导学生自主学习本课程提供的资源，并按照学习进度要求完成作业和考核。学生需根据作业要求，列举1个在实际工作中合理、正确运用风险防范知识规避护理风险的案例及1个在工作中护理管理不良事件的案例（正确上报、科学分析、并能设计改进措施）	
与其他学习情境的关系：这是本课程的第二个学习情境，是基于前面的学习情境，护理质量监控具体在工作中的应用	

六、相关说明

1. 教学方法与组织形式

采取以任务导向教学法为主，自主学习法、讲授与在线讨论法相结合的教学方法。教师通过网络学习平台构建学习环境，通过任务引导学生自主学习，组织学生参加学习活动，指导学生完成学习任务，必要时提供面授辅导。

2. 教学参考资料

相关书籍：《护理管理学》《质量管理学》《护理质量与风险管理》《基础护理学》《护理心理学》。

相关材料：临床疾病诊疗指南、医院规章制度与流程、医院工作制度、护理质量管理标准及评价标准、质控中心及护理学会网站上的相关内容等。

3. 教学评价

本课程全部采用形成性评价，注重考核学生学习任务完成过程中的表现及进步，以教师评价为主，学生互评为辅，鼓励学生自主参与和探究，共包括三部分：

（1）学生基于课程设置的情境任务，完成两次课程作业，通过网络平台提交，任课教师给予评价，此部分成绩占课程总成绩的50%。

（2）学生基于教师布置的讨论话题或作业完成情况，在课程论坛中参与互动交流，视学生在课程论坛中的参与情况，任课教师给予评价，此部分成绩占课程总成绩的20%。

（3）学生基于课程设置的情景任务，完成两次开放性作业，通过网络平台提交，任课教师给予评价，此部分成绩占课程总成绩的30%。

若学生提交的课程作业或在论坛中的发言被评为优秀案例或精华帖，或学生分享资料（案例、解决方案、文献、教材、课件、网站等）得到师生一致好评，将获得不同程度的加分，但本课程总分不超过100分。

4. 课程资源

网络平台建有课程知识库，提供本课程学习相关的知识和内容，包括教师讲课视频和文字讲义，内容涵盖护理质量管理概念、常用护理质量管理方法及应用、护理安全风险管理等，学生可根据个人学习需求查看浏览。同时，本课程教学要求及考核信息也在网络平台发布，学生需认真查看了解该类资源，按教学要求在教师指导下及时完成学习任务。

课业计划

护理质量监控课业计划（一）

学习情境：护理质量问题改善		学时建议：18 学时
工作情境描述	护理质量是医院服务质量的重要组成部分，为患者提供满意的服务质量既是医院的服务宗旨，又是社会和患者对医院的要求。加强护理质量监控，不断提高护理服务质量，使患者满意是护理质量管理的主要任务，也是每位护理人员的职责所在。护理管理者应树立全员参与质量管理和监控的理念，以先进的理论，科学的方法和工具，从要素质量、环节质量、终末质量三个方面建立健全质量评价体系，调动所有护理人员的积极主动性，按照规范做事，形成自我约束、领导监控、上下联动的督导体系，在实际护理工作中注重评价护理过程和成效，进行持续质量改进	
学习任务	在临床工作中，针对一个护理质量相关问题，运用所学的护理质量管理的方法和工具（PDCA、QCC）进行护理质量管理，加强质量监控，最终解决该护理质量相关问题，提高护理质量	
与其他学习情境的关系	护理质量的基本概念、理念以及管理的方法和工具是护理质量管理的基础知识，护士只有掌握了这些内容，才能提高质量监控的意识，积极参与护理质量控制，提高护理质量和患者满意度	
学习目标	完成本学习任务后，学生应当能够： 1. 理解护理质量管理相关概念 2. 了解全面质量管理的理念和方法 3. 掌握护理质量监控的方法和工具 4. 通过多种方式（培训、督导和检查等）进行护理质量的过程控制 5. 阐述质量指标的意义，并能实施目标质量管理 6. 通过 PDCA 实现闭环管理 7. 定期运用科学的方法对指标进行分析，并利用管理工具，发现工作中的不足，不断完善提高 8. 及时发现护理工作中的不足，制订修正措施、监督效果的评价 9. 配合护理管理者做好质量控制及护理持续改进（参与质量管理、品管圈）	
学习内容	1. 护理质量管理概念及发展 2. 全面质量管理的概念 3. 护理质量监控的内容和方法 4. 制订标准和规范的原则和方法 5. 护理质量控制的方法和注意事项 6. 质量评价指标体系 7. 护理质量持续改进（PDCA）理念与方法	

教学条件	1. 教学设备：计算机、网络、多媒体 2. 教学环境：网络教学平台、多媒体教室、情境模拟教室、医院等 3. 教师安排：每 30 名学生配备 1 名辅导老师 4. 学习资料：《护理管理学》《质量管理学》《护理质量与风险管理》《基础护理学》《护理心理学》、临床疾病诊疗指南、医院规章制度与流程、医院工作制度、护理质量管理标准及评价标准、质控中心及护理学会网站上的相关内容等
教学方法与组织形式	1. 采取行动导向教学法、自主学习法、讲授与在线讨论法相结合的教学方法 2. 教师通过网络学习平台构建学习环境，通过任务引导学生自主学习，组织学生参加学习活动，指导学生完成学习任务，必要时提供面授辅导
教学流程	1. 教师对学习任务进行说明，学生明确学习任务 2. 学生网上自学文字讲义、教学课件、相关学习资料、阅读材料 3. 鼓励学生针对学习中的难点在网上提问，教师进行解答 4. 教师引导学生完成学习任务：护理质量问题改善 5. 教师对学生学习任务进行评价并反馈
学业评价	测评项： 1. 课程论坛讨论的参与情况 2. 提交的护理质量问题相关案例及 PDCA 案例实施记录 3. 提交的开放性作业

护理质量监控课业计划（二）

学习情境：护理风险管理		学时建议：18 学时
工作情境描述	护理质量是医院服务质量的重要组成部分，而护理安全又是护理质量管理的核心，安全是人的第一需求，但不安全事件的发生具有自然性和不确定性。同时，由于护理工作对象和环境的特殊性，护理工作也具有很大的风险（感染、针刺伤、差错、护患纠纷等），如何在工作中规避风险，保障患者和自身的安全也是护士在临床工作中需要学习和掌握的重要内容。一旦发生了护理风险和不安全事件，即不良事件，护士应知晓处理原则并能正确实施，能够积极参与分析和改进，逐步提高护理质量	
学习任务	在临床工作中运用风险管理的知识，规避护理风险的发生，对发生的护理风险（主要指不良事件），按照要求进行不良事件的上报、分析和改进，避免类似风险的再次发生，达到保障患者安全的目的	
与其他学习情境的关系	护理风险和安全质量管理是护理质量管理的核心内容，只有在掌握护理质量管理基本知识与技能的基础上才能最大程度地减少护理风险，保障患者安全	

学习目标	完成本学习任务后，学生应当能够： 1. 阐述护理安全和风险管理的意义 2. 掌握患者安全管理的方法 3. 掌握风险管理的流程 4. 掌握不良事件的处理原则 5. 定期对不良事件进行分析，优化流程，持续改进 6. 主动参与风险防范的活动，配合护理管理者保障患者安全，规避风险
学习内容	1. 护理安全和风险管理的理论知识 2. 护理安全和风险管理的方法 3. 患者安全的十大目标 4. 风险管理的流程 5. 不良事件管理的方法 6. 不良事件的分析方法 7. 持续护理质量改进（PDCA）理念与方法
教学条件	1. 教学设备：计算机、网络、多媒体 2. 教学环境：网络教学平台、多媒体教室、情境模拟教室、医院等 3. 教师安排：每 30 名学生配备 1 名辅导老师 4. 学习资料：《护理管理学》《质量管理学》《护理质量与风险管理》《基础护理学》《护理心理学》、临床疾病诊疗指南、医院规章制度与流程、医院工作制度、护理质量管理标准及评价标准、质控中心及护理学会网站上的相关内容等
教学方法与组织形式	1. 采取行动导向教学法、自主学习法、讲授与在线讨论法相结合的教学方法 2. 教师通过网络学习平台构建学习环境，通过任务引导学生自主学习，组织学生参加学习活动，指导学生完成学习任务，必要时提供面授辅导
教学流程	1. 教师对学习任务进行说明，学生明确学习任务 2. 学生网上自学文字讲义、教学课件、相关学习资料、阅读材料 3. 鼓励学生针对学习中的难点在网上提问，教师进行解答 4. 教师引导学生完成学习任务：护理风险管理 5. 教师对学生学习任务进行评价并反馈
学业评价	测评项： 1. 课程论坛讨论的参与情况 2. 提交的规避护理风险案例及不良事件的案例 3. 提交的开放性作业

临床护理教学

课程标准

课程名称：临床护理教学
适用专业：护理学专业（专升本）
学时学分：36学时，2学分

一、课程性质

临床护理教学是护理学与教育学相互交叉的一门理论与实践一体化的课程，建立在教育学、护理学基础、护理管理学、医学伦理学、心理学知识以及人际沟通技能基础上。学习本门课程旨在帮助学生将课堂上所学到的护理教学的相关理论应用于临床护理带教实践中，培养和提升学生临床教学和带教的能力。

二、典型工作任务描述

临床护理教学是指在临床护理工作中的护理理论教学和临床带教工作。作为护理人员，需要具有为低年资护士、实习护士、进修护士进行护理理论知识讲授的能力、护理技能操作的带教能力以及组织护生进行护理教学查房等工作能力。并通过教学的过程，不断提高学生的临床护理思维、技能和沟通能力。在培养专业综合素质的同时，还要强化临床护理中的人文关怀、护理美学和健康教育等，将职业道德、行为规范、行为干预等融入临床护理实践当中，培养高素质实用型护理人才。

临床护理教学的典型工作任务是针对各项护理教学技能，以理论授课和临床实践指导的方式，密切结合临床工作情境，全面掌握临床护理教学设计、沟通与交流技巧、课堂授课、教学查房、操作教学、健康教育与健康评估、教学评价等方面知识，并应用于临床护理工作中。

在明确教学任务和教学目标的基础上，了解并分析教学对象的基本情况，制订教学计划。运用多种教学方法及手段组织教学，完成教学任务，并对教学效果进行评价，根据评价结果对教学进行改进，修订并完善教学计划。

三、课程目标

学习本课程后，学生应当能够独立：

1. 制订合理的教学计划，书写符合要求的教案，有效地组织和实施教学过程。
2. 掌握临床教学课堂授课的技能与评价，学会多媒体课件的制作与应用技能等，独立完成多媒体课件的制作。
3. 正确演示各项护理技能的操作及护理要点，按规范完成护理带教工作。
4. 在临床护理教学查房中，融入情境教学的理念，针对护理情境组织护生进行护理问题的分析讨论。
  5. 掌握临床护理沟通与交流的方法与技巧。
  6. 正确应用临床护理健康教育的技能，掌握个别咨询、小讲课以及健康教育文字资料的制作与使用的技巧等。
  7. 正确认识教与学的重要意义，学会护理教学、临床带教、健康评估的技能。
  8. 正确理解护理临床教学评价的范围；掌握临床护理教学评价的原则以及常用评价工具的应用。

四、工作与学习内容

（一）工作对象和基本内容
1. 工作对象：见习、实习的护校学生。
2. 具体内容
（1）临床见习：学习相关知识为主，在教师指导下完成护理对象的健康评估；学习临床的护理方法和临床技能（床旁示教与床旁指导）。
（2）实习学生：以临床综合实践为主，对学生进行"三基三严"的训练。培养学生独立工作的能力，将理论知识转化为实际工作技能。
（二）工具与材料
1. 临床教学管理制度（教学考评制度、学生评估制度、教学规章制度，教师职责）。
2. 文献检索数据库，相关专业书籍，教学培训资料（疾病护理常规、护理操作技术规范等）。
3. 规范化培训细则/手册/管理规定（实习人员实习大纲、实习手册等）。
4. 病案、病例、案例、多媒体，教学计划，授课评估标准等。各种评价表、调查表、意见表，调查问卷等。
5. 示教室（教学辅助用具、计算机），模拟技能实验室（教具、模具）。
（三）工作方法
1. 多种沟通方式：访谈式、集体辅导式、网络式等。
2. 授课方式：讲授法、演示法、示教、反示教、情境模拟。
3. 护理查房：案例分析、小组讨论、专题讨论、PBL等。
4. 临床实践指导方法。
5. 评价：满意度调查、讲课比赛、教学方法的持续改进、教学反馈座谈会。
（四）工作组织方式
1. 与医生、其他护理人员、医技、后勤等相关人员进行沟通配合。
2. 与教学对象、实习生、学校教师、其他教师、教研室及同行的沟通。
3. 向护士长汇报与沟通，与医院相关主管部门（教育管理部门、跨科室的教学）的沟通。
4. 与患者及家属的沟通协调（现场操作）。
（五）工作要求
1. 遵守各种教学规章制度。
2. 依据相关要求制订合理教学计划（课时、阶段、全院）。
3. 按教学目标开展教学活动。
4. 书写符合要求的教案，有效地组织和实施教学。

5. 教学评价（自我、受众、同行、上级），具备教师资格要求的上级考核；受到学生的认可；了解评价方法，并且会运用评价方法。

6. 会制作符合要求的多媒体课件。

7. 能对技能进行正确演示（按规范的操作程序完成带教），发现和指正学员的错误，进行讲评。

8. 组织病例的分析讨论。

9. 主动学习接受新知识和新技能，提高自身专业水平。

10. 根据反馈修订教学计划和教学目标。

11. 根据教学对象的评价结果持续改进教学质量，不断完善。

12. 能胜任临床教师的职责并能完成不同层次学生的教学任务。

13. 具备良好的教师素养，为人师表，提高自身的影响力。

五、课程内容与要求

学习情境（一）：护理教学专题讲课	
学习目标	学习内容
完成本学习任务后，学生应当能够： 1. 独立承担专业专题知识的课堂授课 2. 独立准备讲课资料且确保科学性、正确性 3. 阐述授课的目的、任务（重点内容、难点） 4. 合理运用语言系统、连贯地向学生传授知识、引导学生学习。做到授课时语言清晰、准确，语调的高低强弱适宜，语速适中；语言要简练，通俗易懂，同时配合身体语言做到讲授形象生动、具有较强的感染力 5. 用讲述法表达知识，主要解决"是什么"的问题；用讲解法分析、论证问题，主要解决"为什么"的问题 6. 正确使用白板板书或PPT配合讲授，把讲授内容的授课题目，教学内容的简要提纲、术语、名词、概念及结论等要点在授课的过程中以板书的形式或教具或多媒体技术呈现出来，便于学生做好笔记及理解 7. 适时应用启发式教学、创设问题情境等教学方式 8. 使用评价表，征求学生意见和建议，并改进教学工作	1. 护理临床课堂教学的导入技能及相关内容 2. 护理临床课堂教学的课堂讲授技能及相关内容 3. 护理临床课堂教学的课堂提问技能及相关内容 4. 护理临床课堂教学的体态技能及相关内容 5. 护理临床课堂教学的教学板书及相关内容 6. PPT的制作 7. 教学媒体在临床护理教学中的应用 8. 应用电子幻灯制作多媒体课件的技巧 9. 护理临床教学的评价技能
学时：18	

教学建议与说明：教师为学生提供课程学习指导和建议，确保学生了解本阶段学习任务和要求，引导学生自主学习本课程提供的资源，并按照学习进度要求完成作业和考核。学生需根据作业要求，完成一次护理教学专题讲课
与其他学习情境的关系：组织一次"临床护理课堂教学"，是临床护理教学学习领域的第一个学习任务

学习情境（二）：护理技能操作的临床教学

学习目标	学习内容
完成本学习任务后，学生应当能够： 1. 运用临床护理教学课程中所学的理论知识与技能，组织一次完整的"临床护理操作技能教学实践" 2. 选择合适的学习方法如："集中示范法""情景模拟法"或"整体分项学习法"，"以护理程序为框架"的原则，实施操作技能查房 3. 设计教案并制作此项操作的技能考核评价细则 4. 演示整个操作的程序，包括：操作前设置一个特定的环境，评估学习者及操作技能分析等；操作中的操作要点、难点以及要领和注意事项；操作后的评价及相关理论提问等 5. 调动学习者的学习积极性及参与意识 6. 组织学习者给教师评价	1. 临床护理查房的目的 2. 临床护理查房的形式与特点（护理技术操作示范性教学查房） 3. 临床护理教学查房的程序 4.《护士条例》《护理人员礼仪与服务规范》、临床护理查房中的伦理问题等 5. 临床护理操作教学的方法和技能 6. 临床护理课堂教学技能 7. 临床护理沟通与交流的方法、途径、技巧及案例等 8. 临床护理健康教育的程序、形式、技巧等及案例 9. 临床护理健康评估技能的"一般状况"以及"专科内容"的评估方法及案例 10. 临床护理教学的效果评价

学时：18
教学建议与说明：教师为学生提供课程学习指导和建议，确保学生了解本阶段学习任务和要求，引导学生自主学习本课程提供的资源，并按照学习进度要求完成作业和考核。学生需根据作业要求，完成一次临床操作技能教学查房
与其他学习情境的关系："以护理技术为中心"的操作性教学实践情境，是临床护理教学学习领域的第二个学习任务

六、相关说明

（一）教学方法与组织形式

采取以任务导向教学法为主，自主学习法、讲授与在线讨论法相结合的教学方法。教师通过网络学习平台构建学习环境，通过任务引导学生自主学习，组织学生参加学习活动，指导学生完成学习任务，必要时提供面授辅导。

（二）教学参考资料

1. 王慧珍. 临床护理教学技能. 广州：暨南大学出版社，2011.

2. 方秀新，郝玉玲. 护理临床教学. 北京：军事医学科学出版社，2005.
3. 方秀新，王庆华. 护理临床实习教学指南. 北京：人民卫生出版社，2009.
4. 吴欣娟，张俊华. 护士长必读. 北京：人民卫生出版社，2013.
5. 医院各项规章制度
（1）医院护理工作制度
（2）医院各类护理岗位职责
（3）医院护理工作应急预案
（4）护士仪表与礼仪规范
6. 临床实习中的护理带教情境案例

（三）教学评价

本课程采用形成性评价与终结性评价相结合的方式，注重考核学生学习任务完成过程中的表现及进步，以教师评价为主，学生互评为辅，鼓励学生自主参与和探究，共包括三部分：

1. 学生基于课程设置的情境任务，完成两次课程作业，通过网络平台提交，任课教师给予评价，此部分成绩占课程总成绩的40%。

2. 学生基于教师布置的讨论话题或作业完成情况，在课程论坛中参与互动交流，视学生在课程论坛中的参与情况，任课教师给予评价，此部分成绩占课程总成绩的20%。

3. 课程学习结束，基于课程任务对理论知识掌握的要求，组织学生参加纸质试卷考试，由任课教师给予评价，此项成绩占课程总成绩的40%。

4. 课程资源

网络平台建有课程知识库，提供本课程学习相关的知识和内容，包括教师讲课视频和文字讲义，内容涵盖临床护理教学设计、临床护理沟通与交流技能、临床护理课堂教学、临床护理教学查房等，学生可根据个人学习需求查看浏览。同时，本课程教学要求及考核信息也在网络平台发布，学生需认真查看了解该类资源，按教学要求在教师指导下及时完成学习任务。

课业计划

临床护理教学课业计划（一）

学习情境：护理教学专题讲课	学时建议：18学时
工作情境描述	临床护理课堂教学是教师运用科学的语言系统以及现代教学手段，向学生传授知识、培养能力，引导学生学习的一种教学方法，可以使学生在短时间内获得更多的知识信息。教师通过言传身教，提高学生的理论联系实践的能力，以及智力发展、语言表达等能力
学习任务	学生根据学习的相关基础理论的知识点，在自己实际的工作岗位选择一个工作情境，组织一次"临床护理课堂教学"
与其他学习情境的关系	组织一次"临床护理课堂教学"情境，是临床护理教学学习领域的第一个学习任务
学习目标	完成本学习任务后，学生应当能够： 1. 独立承担专业专题知识的课堂授课 2. 独立准备讲课资料且确保科学性、正确性 3. 阐述授课的目的、任务（重点内容、难点） 4. 合理运用语言系统、连贯地向学生传授知识 引导学生学习。做到授课时语言清晰、准确，语调的高低强弱适宜，语速适中；语言要简练，通俗易懂，同时配合身体语言做到讲授形象生动，具有较强的感染力 5. 用讲述法表达知识，主要解决"是什么"的问题；用讲解法分析、论证问题，主要解决"为什么"的问题 6. 正确使用白板板书或PPT配合讲授，把讲授内容的授课题目，教学内容的简要提纲，术语、名词、概念及结论等要点在授课的过程中以板书的形式或教具或多媒体技术呈现出来，便于学生做好笔记及理解 7. 适时应用启发式教学、创设问题情境等教学方式 8. 使用评价表，征求学生意见和建议，并改进教学工作
学习内容	1. 护理临床课堂教学的导入技能及相关内容 2. 护理临床课堂教学的课堂讲授技能及相关内容 3. 护理临床课堂教学的课堂提问技能及相关内容 4. 护理临床课堂教学的体态技能及相关内容 5. 护理临床课堂教学的教学板书及相关内容 6. PPT的制作 7. 教学媒体在临床护理教学中的应用 8. 应用电子幻灯制作多媒体课件的技巧 9. 护理临床教学的评价技能

教学条件	1. 教学设备：计算机、网络、多媒体 2. 教学环境：网络教学平台、多媒体教室、情境模拟教室、医院等 3. 教师安排：每 30 名学生配备 1 名辅导老师 4. 学习资料：临床护理教学相关书籍、专业书籍等
教学方法与组织形式	1. 采取行动导向教学法、自主学习法、讲授与在线讨论法相结合的教学方法 2. 教师通过网络学习平台构建学习环境，通过任务引导学生自主学习，组织学生参加学习活动，指导学生完成学习任务，必要时提供面授辅导
教学流程	1. 教师对学习任务进行说明，学生明确学习任务 2. 学生网上自学文字讲义、教学课件、光盘、相关学习资料、阅读材料，完成本阶段练习题 3. 鼓励学生针对学习中的难点在网上提问，教师进行解答 4. 教师引导学生通过论坛分享一例呼吸系统常见病的病例，讨论患者病情演变的经过、护理经验及教训 5. 教师对学生学习任务进行评价并反馈
学业评价	测评项： 1. 课程论坛讨论的参与情况 2. 提交的护士长角色模拟情境案例

附表：护理教学老师课堂授课质量评估表

教师姓名：
授课题目：　　　　　　　　　　　　　　　　　　　总分：

评价项目		评价内容	得分	评价等级及分值				
				A	B	C	D	E
教学态度	20	1. 严格守时，仪表端庄		10	8	6	4	2
		2. 备课充分，态度认真，作风严谨		10	8	6	4	2
		3. 讲课有热情，精神饱满，有感染力		10	8	6	4	2
教学内容	35	4. 概念准确，层次清楚，重点突出		10	8	6	4	2
		5. 内容充实，能适当反映或介绍本专业护理的新进展		10	8	6	4	2
		6. 恰当运用基础理论、联系临床实际		10	8	6	4	2
		7. 多媒体制作新颖、规范		10	8	6	4	2

教学方法	35	8. 时间分配合理，适时小结，突出重点	10	8	6	4	2
		9. 授课娴熟，用语规范、语言生动	10	8	6	4	2
		10. 启发式教学，能积极调动学生思维，课堂气氛活跃，互动性好	10	8	6	4	2
		11. 用提问的方法了解学生听课状况及对知识的掌握情况	10	8	6	4	2
教学效果	10	12. 对教师教学的总体印象	10	8	6	4	2
评语							

评价者姓名：	评价日期：

临床护理教学课业计划（二）

学习情境：护理技能操作的临床教学	学时建议：18 学时
工作情境描述	临床护理教学是理论知识应用到护理实践的媒介，实践操作技能是护士的核心能力，对护士护理操作实践技能的培养直接影响其临床实习效果，影响临床应用型人才培养的质量 　　学生运用护理操作技能的教学方法，完成一次临床操作技能教学实践
学习任务	学生根据学习的相关基础理论的知识点，在临床实践工作中选择一个工作情境，组织一次完整的"临床操作技能教学实践" 　　通过工作情境中"临床操作技能教学实践"的组织，学习临床护理操作教学的方法与技能，体现临床护理教学工作的重要意义
与其他学习情境的关系	"以护理技术为中心"的操作性教学实践情境，是临床护理教学学习领域的第二个学习任务
学习目标	完成本学习任务后，学生应当能够： 1. 运用临床护理教学课程中所学的理论知识与技能，组织一次完整的"临床护理操作技能教学实践" 2. 选择合适的学习方法，如"集中示范法""情境模拟法"或"整体分项学习法"，"以护理程序为框架"的原则，实施操作技能查房 3. 设计教案并制作此项操作的技能考核评价细则 4. 演示整个操作的程序，包括：操作前设置一个特定的环境，评估学习者及操作技能分析等；操作中的操作要点、难点以及要领和注意事项；操作后的评价及相关理论提问等 5. 调动学习者的学习积极性及参与意识 6. 组织学习者给教师评价评分

学习内容	1. 临床护理查房的目的 2. 临床护理查房的形式与特点（护理技术操作示范性教学查房） 3. 临床护理教学查房的程序 4.《护士条例》《护理人员礼仪与服务规范》、临床护理查房中的伦理问题等 5. 临床护理操作教学的方法和技能 6. 临床护理课堂教学技能 7. 临床护理沟通与交流的方法、途径及技巧及案例等 8. 临床护理健康教育的程序、形式、技巧等及案例 9. 临床护理健康评估技能的"一般状况"以及"专科内容"的评估方法及案例。 10. 临床护理教学的效果评价
教学条件	1. 教学设备：计算机、网络、多媒体 2. 教学环境：网络教学平台、多媒体教室、情境模拟教室、医院等 3. 教师安排：每30名学生配备1名辅导老师 4. 学习资料：临床护理教学相关书籍、专业书籍等
教学方法与组织形式	1. 采取行动导向教学法、自主学习法、讲授与在线讨论法相结合的教学方法 2. 教师通过网络学习平台构建学习环境，通过任务引导学生自主学习，组织学生参加学习活动，指导学生完成学习任务，必要时提供面授辅导
教学流程	1. 教师对学习任务进行说明，学生明确学习任务 2. 学生网上自学文字讲义、教学课件、光盘、相关学习资料、阅读材料，完成本阶段练习题 3. 鼓励学生针对学习中的难点在网上提问，教师进行解答 4. 教师引导学生完成学习任务：护理技能操作的临床教学 5. 教师对学生学习任务进行评价并反馈
学业评价	测评项： 1. 课程论坛讨论的参与情况 2. 提交的护理技能操作的临床教学情境案例

附表：临床护理教学查房评分标准

项目	评分细则	评分	得分
查房准备 （10分）	正确评估参加查房者需要，查房目标明确；病例、查房用物等准备充分	7	
	参加查房者有适当的准备	3	

查房方法与过程（60分）	病例选择（10分）	汇报者表述清楚，一般项目、入院、住院情况无遗漏	5	
		教师询问病史方法正确、重点突出，善于补充完整病史资料	5	
	护理体检（20分）	根据需要安排相关的示范内容，查体内容有针对性，查体有序，重点无遗漏	10	
		运用沟通技巧，与患者有效沟通；健康教育方法得当，效果良好	10	
	护理分析（20分）	参加者积极参与分析讨论，气氛活跃	4	
		分析讨论结合临床实际，护理问题、护理诊断、护理措施正确，无科学性错误	10	
		主持人组织全局，适时提出问题，正确引导分析讨论的内容与方向	6	
	概括总结（10分）	及时恰当地评价分析讨论内容，点评客观公正，体现赏识教育	5	
		概括总结结合教学目标，重点突出	5	
教学态度（10分）		举止端庄，为人师表；态度严谨、认真；语言规范、标准	5	
		体现关爱学生、关爱患者	5	
教学组织（20分）		查房主题清晰，查房程序及时间安排合理，组织查房流畅、连贯	10	
		具备应变能力，及时解决查房中提出的各种问题	5	
		查房过程中注重培养学生综合分析与解决问题的能力	5	
总分（100分）				

护理专业问题研究

课程标准

课程名称：护理专业问题研究
适用专业：护理学专业（专升本）
学时学分：54学时，3学分

一、课程性质

护理专业问题研究是关于如何应用科学的思维和方法来解决实际护理工作中问题的一门理论实践一体化的课程，是按护理实践规律和职业能力发展的逻辑规律设置的护理学专业必修课程，涉及护理程序、护理研究、统计学分析以及各系统的护理学专业知识。学习本门课程旨在提升学生评判性思维能力和发现并解决临床护理专业问题的能力。

二、典型工作任务描述

护理学是生命科学的重要组成部分，没有科学的理论和扎实的技术是难以胜任的。护理学也是实践性很强的学科，目前护理工作中的很多专业问题尚缺乏有科学依据的解决方法，有许多护理实践的问题需要通过科学研究来论证。因此，为了提高护理实践的科学性，推动学科发展，需要进行专业问题研究。描述现象或事物的现状，通过现象研究事物的本质，评价护理措施的效果，为解决护理工作中的实际问题提供科学依据。

步入临床工作的护理人员首先面对的就是患者，需要护理人员利用自己的专业知识为患者提供有效、高质的护理，帮助患者解除病痛、恢复健康、回归社会。在临床工作中，每位患者都具有个体性，患者的病情也不尽相同，遇到复杂、疑难、罕见病例时，常规的护理流程和措施无法解决问题，这就需要用科学的方法和评判性思维进行思考、探索、尝试及创新。及时总结护理的经验和不足，持续改进质量，不断实践和完善护理服务，最终形成有循证依据的、科学的护理规范，并通过文字的形式把这些成果呈现出来。同时可以确立一些有价值的护理专业问题，通过文献回顾、科研设计、预实验，找出具有创新性、实用性、可行性的护理研究，并撰写开题报告，不断完善护理研究的设计及方法；在护理研究实践中，收集资料、整理资料、分析资料、撰写论文并发表，促进研究成果的交流与应用，推动护理学科的发展。

三、课程目标

学习本课程以后，学生在临床工作中能具有评判性思维，敏锐地发现护理工作中的问题，并知道如何寻找有效的证据来解决问题，并能够通过科学的设计和方法来验证和解决护理学专业问题，提升护理质量，推动护理学科发展。具体如下：

1. 运用文献检索获取信息，总结并归纳关于某个护理专业问题的研究进展和发展趋势。
2. 利用循证研究依据提高临床实践能力和护理质量。
3. 通过对护理专业问题的学习，培养评判性思维的能力。
4. 在工作中运用科研的思维、科学的方法来解决各种各样的实际问题。
5. 通过护理专业问题研究总结经验，指导临床工作。
6. 通过学习，掌握个案论文和综述的撰写。
7. 参与课题研究，掌握选题、科研设计、调查、收集及分析资料的方法并撰写科研文章。

四、工作与学习内容

1. 工作对象和基本内容

（1）通过查阅文献及临床实践，探索总结复杂、疑难、罕见等病例的护理经验，并撰写个案。

（2）通过查阅、分析、归纳、评价和利用文献的方法来解决临床工作中的护理问题，撰写综述。

（3）针对临床中发现的护理学专业问题，通过科学的设计、正确的实施与资料收集、选用恰当的方法进行数据分析，得出客观、准确的结果，指导临床实践，推动护理学科的不断发展。

2. 工具与材料

（1）工具：文献数据库、量表、问卷、研究工具（调查表）、统计软件、网络、信息资源等。

（2）护理案例或护理问题：工作中遇到的复杂、疑难、罕见、特殊、危重等病例；工作中需要深入了解和研究的案例或是关于某个专业问题的专题讨论；工作中需要利用科学的方法验证的护理问题。

（3）相关书籍：《护理研究》《护理诊断手册》《程序设计与医学数据库应用基础》《医学统计学》《实用临床护理程序》《内科护理学》《外科护理学》《妇产科护理学》《儿科护理学》《急危重症护理学》等。

3. 工作方法

（1）积极参与临床实践，运用评判性思维分析面临的护理学专业问题，合理选题。

（2）利用信息技术进行文献检索及分类。

（3）掌握科研设计方法并设计和实施。

（4）参与学术活动及沙龙，掌握学科的发展方向和动态。

（5）积极学习和评析优秀论文。

（6）前瞻性研究。

（7）回顾性研究。

（8）在进行一些科学研究时，需要签署知情同意书。

（9）资料收集的方法：现场调查、查阅病例、观察记录等。

（10）使用统计工具和软件进行资料统计及分析。

（11）利用论文撰写技巧书写成文。

（12）跨学科领域的研究积极应寻求其他部门的帮助。

4. 工作组织方式

（1）在护理工作中，时刻保持评判性科研思维，发现工作中存在的问题，积极和领导及同事沟通交流。

（2）涉及患者利益的护理学专业问题研究，需经过伦理委员会的批准。

（3）与患者、家属沟通，获取知情同意。

（4）部门协调：与医生、其他护理人员、医技、后勤等相关人员进行沟通配合。

（5）和统计、科研部门、信息中心的沟通与协作。

（6）向护士长、护理部及科室主任的汇报、沟通。

（7）多学科的研究，需要和本单位以外的部门和人员进行合作。

（8）和杂志社、出版社等的沟通。

（9）和同行之间的沟通与合作。

5. 工作要求

（1）进行护理学专业问题的研究，要保护患者的隐私，尊重患者，取得知情同意。

（2）发现工作中的特殊案例和护理学专业问题，按照科学的思维进行设计，解决问题，并按照一定的要求用文字呈现。

（3）会运用检索技术分析、总结、归纳文献，并综述护理学专业问题的研究进展。

（4）通过循证研究提高临床实践能力。

（5）通过护理科研的训练，培养评判性思维能力。

（6）通过护理科研总结经验，指导临床工作。

（7）利用循证依据解决临床中的实际问题。

（8）参与课题研究，参与标书书写、掌握调查、收集方法及科研文章的撰写。

五、课程内容和要求

学习情境（一）：个案撰写	
学习目标	学习内容
完成本学习任务后，学生应当能够： 1. 从临床实践工作中选出一个符合个案要求的案例 2. 从案例中提炼出几个特殊护理问题 3. 熟练利用信息资源进行文献检索并获取有效的护理信息 4. 为案例制订个体化的护理计划 5. 完成护理个案的写作	1. 护理学专业问题研究与临床护理的关系 2. 个案概述 3. 疑难、复杂、罕见病例的分析方法 4. 护理程序 5. 针对病例所提出的护理问题 6. 文献检索 7. 护理循证依据的分级 8. 护理计划制订方法 9. 护理个案的格式 10. 护理个案的写作方法及注意事项
学时：18	
教学建议与说明：教师为学生提供课程学习指导和建议，确保学生了解本阶段学习任务和要求，引导学生自主学习本课程提供的资源，并按照学习进度要求完成作业和考核。学生需根据作业要求，撰写个案	

与其他学习情境的关系：本学习任务是其他学习情境的基础，通过学习本任务，可以锻炼科研的思维，紧密结合临床，为实现其他学习情境的目标奠定基础

学习情境（二）：综述撰写

学习目标	学习内容
完成本学习任务后，学生应当能够： 1.描述工作中需要解决或改进的问题，掌握科研选题的方法 2.熟练使用信息资源获取有关的资料、数据、研究进展，并简要分析现有的文献证据 3.在临床工作中合理应用目前的循证研究结果、指南或规范 4.合理使用文献中的结论支持自己的观点 5.完成关于特定护理学专业问题研究的综述	1.护理专业问题发现（选题） 2.综述概论 3.文献的检索和简要评析 4.护理文献查阅方法 5.护理循证依据的分级 6.综述的写作方法及注意事项

学时：18

教学建议与说明：教师为学生提供课程学习指导和建议，确保学生了解本阶段学习任务和要求，引导学生自主学习本课程提供的资源，并按照学习进度要求完成作业和考核。学生需根据作业要求，撰写综述

与其他学习情境的关系：本学习任务是在前期学习情境基础上的提升，也是之后学习情境的基石。通过学习本任务，可以提升阅读分析文献的能力，提高科研设计的能力，紧密结合临床实践，为实现整体学习情境的目标奠定基础

学习情境（三）：开题报告撰写

学习目标	学习内容
完成本学习任务后，学生应当能够： 1.掌握科研选题的方法和原则 2.掌握科研设计的基本要素和类型 3.掌握资料收集的方法 4.掌握资料的整理和分析方法 5.掌握论文写作的格式和注意事项 6.掌握开题报告的书写格式和要求 7.了解质性研究的相关内容	1.科研选题 2.科研设计 3.资料收集 4.资料整理与分析 5.护理论文的撰写 6.开题报告的撰写 7.质性研究

学时：18

教学建议与说明：教师为学生提供课程学习指导和建议，确保学生了解本阶段学习任务和要求，引导学生自主学习本课程提供的资源，并按照学习进度要求完成作业和考核。学生需根据作业要求，撰写开题报告

与其他学习情境的关系：本学习任务是在前期学习情境基础上的提升，也是护理学专业问题研究课程的重要内容和精华。通过学习本任务，可以提高解决问题的能力，提升科研能力

六、相关说明

1.教学方法与组织形式

采取以任务导向教学法为主，自主学习法、讲授与在线讨论法相结合的教学方法。教师

通过网络学习平台构建学习环境，通过任务引导学生自主学习，组织学生参加学习活动，指导学生完成学习任务，必要时提供面授辅导。

2. 教学参考资料

相关书籍：《护理研究》《医学统计》《文献检索》《程序设计与医学数据库应用基础》等。

相关资料：医院科研管理制度。

专业书籍、专业课本。

情境案例。

3. 教学评价

本课程全部采用形成性评价，注重考核学生学习任务完成过程中的表现及进步，以教师评价为主，学生互评为辅，鼓励学生自主参与和探究，共包括三部分：

（1）学生基于课程设置的情境任务，完成三次课程作业，通过网络平台提交，任课教师给予评价，此部分成绩占课程总成绩的50%。

（2）学生基于教师布置的讨论话题或作业完成情况，在课程论坛中参与互动交流，视学生在课程论坛中的参与情况，任课教师给予评价，此部分成绩占课程总成绩的30%。

（3）学生基于课程设置的情境任务，完成两次开放性作业，通过网络平台提交，任课教师给予评价，此部分成绩占课程总成绩的20%。

若学生提交的课程作业或在论坛中的发言被评为优秀案例或精华帖，或学生分享资料（案例、解决方案、文献、教材、课件、网站等）得到师生一致好评，将获得不同程度的加分，但本课程总分不超过100分。

4. 课程资源

网络平台建有课程知识库，提供本课程学习相关的知识和内容，包括教师讲课视频和文字讲义，内容涵盖个案研究、护理综述、护理科研（选题、收集资料、分析资源、撰写论文等）等，学生可根据个人学习需求查看浏览。同时，本课程教学要求及考核信息也在网络平台发布，学生需认真查看了解该类资源，按教学要求在教师指导下及时完成学习任务。

课业计划

护理专业问题研究课业计划（一）

学习情境：个案撰写		建议学时：18学时
工作情境描述		在临床护理工作中，护士需要利用自己的专业知识为患者提供安全、有效、高质的护理，帮助患者解除病痛、恢复健康、回归社会。但是在实际工作中，每位患者都具有个体性，病情也不尽相同。当遇到复杂、疑难、罕见、特殊、危重等病例时，常规的护理流程、措施无法解决患者的护理问题，这就需要护士采用科学的方法、评判性的思维进行思考、观察、探索、创新和尝试，并及时总结护理的经验和不足，持续改进质量，不断实践和完善，最终形成有循证依据的、经过实践验证的科学的护理规范。把护理这些案例的过程按照一定的格式用文字记录下来，就是个案论文，通过期刊等媒体进行传播，护理经验就可以共享，从而推动整个护理学科的发展
学习任务		个案研究是和临床护士工作最贴近的一种论文形式，能够提高护理水平，也是护士最熟悉、最容易学习、完成的提高科研能力的一种方法。从临床实践工作中选出一例符合要求的个案病例，案例要求有特殊护理问题。制订个体化的护理计划解决护理问题并使用科学、逻辑性的语言按照一定的格式记录整个护理过程
与其他学习情境的关系		本学习任务是其他学习情境的基础，通过学习本任务，可以锻炼科研的思维，紧密结合临床，为实现其他学习情境的目标奠定基础
学习目标		完成本学习任务后，学生应当能够： 1.从临床实践工作中选出一个符合个案要求的案例 2.从案例中提炼出几个特殊护理问题 3.熟练利用信息资源进行文献检索并获取有效的护理信息 4.为案例制订个体化的护理计划 5.完成护理个案的写作
学习内容		1.护理学专业问题研究与临床护理的关系 2.个案概述 3.疑难、复杂、罕见病例的分析方法 4.护理程序 5.针对病例所提出的护理问题 6.文献检索 7.护理循证依据的分级 8.护理计划制订方法 9.护理个案的格式 10.护理个案的写作方法及注意事项

教学条件	1. 教学设备：计算机、网络、多媒体 2. 教学环境：网络教学平台、多媒体教室、情境模拟教室、医院等 3. 教师安排：每 30 名学生配备 1 名辅导老师 4. 学习资料：课本、专业书籍、情境案例、期刊杂志等
教学方法与组织形式	1. 采取行动导向教学法、自主学习法、讲授与在线讨论法相结合的教学方法 2. 教师通过网络学习平台构建学习环境，通过任务引导学生自主学习组织学生参加学习活动，指导学生完成学习任务，必要时提供面授辅导
教学流程	1. 教师对学习任务进行说明，学生明确学习任务 2. 学生网上自学文字讲义、教学课件、相关学习资料、阅读材料 3. 鼓励学生针对学习中的难点在网上提问，教师进行解答 4. 教师引导学生完成学习任务：个案撰写 5. 教师对学生学习任务进行评价并反馈
学业评价	测评项： 1. 课程论坛讨论的参与情况 2. 提交的个案 3. 提交的开放性测试题

护理专业问题研究课业计划（二）

学习情境：综述撰写	教学时间：18 学时

工作情境描述	随着社会的进步，人们生活水平的提高，生活方式也在不断发生变化，致使临床患者的疾病谱也在发生着变化。在临床工作中，护士不仅要学习知识、提高技能，也需要不断通过循证寻找最佳的实践规范和指南，提高患者的护理质量。护士处在临床工作的第一线，把各种各样的护理理论付诸于临床实践，是最有条件和资格评析理论、发展理论的人员，也是最能够发现实际工作中存在的需要解决的问题的人员。常规的护理措施是否有循证的依据，是否是最科学、最有效的方法，有没有更好的解决问题的办法等。针对目前有争议的问题、专家的对策和建议是什么、前沿护理专业问题的研究进展如何。护理专业问题研究的综述就是针对这些问题进行研究的
学习任务	从临床实践工作过程中遇到的困难与患者经常发生的问题里选出一个护理科研选题，其课题的提出需来自患者或护理人员本身。通过查阅、分析、归纳、评价和利用文献陈述问题的研究背景和研究进展，并学习借鉴其研究的方法和思路，针对拟解决的护理问题撰写一篇综述
与其他学习情境的关系	本学习任务是在前期学习情境基础上的提升，也是之后学习情景的基石。通过学习本任务，可以提升阅读分析文献的能力，提高科研设计的能力，紧密结合临床实践，为实现整体学习情境的目标奠定基础

学习目标	完成本学习任务后，学生应当能够： 1. 描述工作中需要解决或改进的问题，掌握科研选题的方法 2. 熟练使用信息资源获取有关的资料、数据、研究进展，并简要分析现有的文献证据 3. 在临床工作中合理应用目前的循证研究结果、指南或规范 4. 合理使用文献中的结论支持自己的观点 5. 完成关于特定护理学专业问题研究的综述
学习内容	1. 发现临床中待解决及有争议的护理专业问题（选题） 2. 综述概论 3. 文献的检索和简要评析 4. 护理文献查阅方法 5. 护理循证依据的分级 6. 综述的写作方法及注意事项
教学条件	1. 教学设备：计算机、网络、多媒体 2. 教学环境：网络教学平台、多媒体教室、情境模拟教室、医院等 3. 教师安排：每 30 名学生配备 1 名辅导老师 4. 学习资料：课本、专业书籍、情境案例、期刊杂志等
教学方法与组织形式	1. 采取行动导向教学法、自主学习法、讲授与在线讨论法相结合的教学方法 2. 教师通过网络学习平台构建学习环境，通过任务引导学生自主学习，组织学生参加学习活动，指导学生完成学习任务，必要时提供面授辅导
教学流程	1. 教师对学习任务进行说明，学生明确学习任务 2. 学生网上自学文字讲义、教学课件、相关学习资料、阅读材料 3. 鼓励学生针对学习中的难点在网上提问，教师进行解答 4. 教师引导学生完成学习任务：综述撰写 5. 教师对学生学习任务进行评价并反馈
学业评价	测评项： 1. 课程论坛讨论的参与情况 2. 提交的综述 3. 提交的开放性测试题

护理专业问题研究课业计划（三）

学习情境：开题报告撰写		教学时间：18 学时
工作情境描述		护理学是生命科学的重要组成部分，没有科学的理论和扎实的技术是难以胜任的。随着医学模式的转变，许多护理理论需要进一步发展与完善，护理技术和常规需要革新，如尿管护理的问题，究竟是 0.25‰ 的聚维酮碘溶液擦拭效果好还是清水冲洗效果好；静脉留置针为什么要 76~96 小时常规更换，在没有感染、静脉炎等问题的情况下是否可以延长使用等，类似这些问题都需要护理人员通过实证研究来解答。护士处在照护患者的第一线，是护理知识和技能的实践者，也是最能够发现实际工作中存在需要改进的问题的人员。所以在临床护理实践中，护士要有敏锐的眼光，善于发现现存的护理问题，并能运用掌握的科学研究的知识和方法，通过文献回顾不断完善护理研究目标及方法，能撰写开题报告，并通过科研设计、预实验、收集资料、整理资料、分析资料、撰写文章，以促进护理研究成果的交流与应用
学习任务		从临床实践工作中需要解决和改进的护理问题，或是对当前的护理常规和技术提出质疑的问题中选出一个护理科研题目。设计出科学的解决问题的方案，根据个人的能力付诸实践（科研设计、实施、资料收集和分析、讨论），并撰写一篇开题报告。要求按照科研论文写作的格式和注意事项，同时对文章进行简要评论
与其他学习情境的关系		本学习任务是在前期学习情境基础上的提升，也是护理学专业问题研究课程的重要内容和精华。通过学习本任务，可以提高解决问题的能力，提升科研能力
学习目标		完成本学习任务后，学生应当能够： 1. 掌握科研选题的方法和原则 2. 掌握科研设计的基本要素和类型 3. 掌握资料收集的方法 4. 掌握资料的整理和分析方法 5. 掌握论文写作的格式和注意事项 6. 掌握开题报告的书写格式和要求 7. 了解质性研究的相关内容
学习内容		1. 科研选题 2. 科研设计 3. 资料收集 4. 资料整理与分析 5. 护理论文的撰写 6. 开题报告的撰写 7. 质性研究

教学条件	1. 教学设备：计算机、网络、多媒体 2. 教学环境：网络教学平台、多媒体教室、情境模拟教室、医院等 3. 教师安排：每 30 名学生配备 1 名辅导老师 4. 学习资料：课本、专业书籍、情境案例、期刊杂志等
教学方法与组织形式	1. 采取行动导向教学法、自主学习法、讲授与在线讨论法相结合的教学方法 2. 教师通过网络学习平台构建学习环境，通过任务引导学生自主学习，组织学生参加学习活动，指导学生完成学习任务。必要时提供面授辅导
教学流程	1. 教师对学习任务进行说明，学生明确学习任务 2. 学生网上自学文字讲义、教学课件、相关学习资料、阅读材料 3. 鼓励学生针对学习中的难点在网上提问，教师进行解答 4. 教师引导学生完成学习任务：开题报告撰写 5. 教师对学生学习任务进行评价并反馈
学业评价	测评项： 1. 课程论坛讨论的参与情况 2. 提交的开题报告 3. 提交的开放性测试题

专科疾病护理综合训练课程设计方案

专科疾病护理综合训练

课程标准

课程名称：专科疾病护理综合训练
适用专业：护理学专业（专升本）
学时学分：160 学时，10 学分

一、课程性质

专科疾病护理综合训练课程是护理学专升本选修课程，是基于十二项典型工作任务的强化综合训练。主要是由慢性阻塞性肺疾病（chronic obstructive pulmornary disease，COPD）、高血压、冠心病、直肠癌、胰腺癌、骨关节病、糖尿病、膀胱肿瘤、乳腺癌、子宫肌瘤 10 个代表性疾病的专科疾病全程优质护理综合训练组成。课程内容借鉴了北京大学第一医院"一病一品"的临床护理实践项目成果。学习本门课程旨在提升学生专科疾病理论和操作能力的综合应用能力，提升学生对不同科室具代表性的常见专科疾病的全程优质护理能力，实现对患者的全程优质护理。

二、典型工作任务描述

专科疾病护理综合训练是以患者为中心，以循证护理为基础，以"优质护理服务链"为主线，为每种疾病患者制订并实施最佳的护理服务流程和护理方案。每一个专科特色品牌是"点"，每个专科疾病护理是"线"，多个疾病的综合护理是"面"，患者个体化专科优质护理是"体"。通过"点"-"线"-"面"-"体"的有机组合，更好地完成对患者的专业照顾、病情观察、治疗处置、心理支持、健康教育和康复指导等护理任务，为患者提供全面、全程、主动、专业、人性化、延续的科学的专科疾病全程优质护理服务。

其具体的工作过程是：①按照循证护理步骤，查阅文献和指南，制订每种专科疾病的优质护理服务流程和方案，确定专科护理品牌内容并开始实施；②入院"热心接"：包括入院介绍，根据专科疾病特点选择专业的测量方法和量表的评估，并根据评估结果第一时间给予患者相应的护理措施；③住院期间"耐心讲"：根据专科疾病特点讲解疾病知识、需要做的化验和检测的意义和注意事项、手术前后注意事项、术后恢复自理的方法、活动方法、用药作用和不良反应、各项护理操作目的和配合方法、出院指导等；④住院期间"细心观"：根据专科疾病特点，观察患者生命体征、病情变化、并发症等，并及时给予处理；⑤住院期间"诚心帮"：针对专科疾病需要，帮助患者下床，协助进行生活护理，帮助满足患者各种需求等；⑥出院前"温馨送"：出院前进行专科疾病出院指导，送出指导宣传材料、联系卡等；⑦出院后"爱心访"：针对专科疾病特点进行随访，了解患者恢复情况，进行专科居家护理指导，回答患者疑问并记录。

三、课程目标

学生在临床工作中能独立按照每种专科疾病的优质护理服务流程及方案的要求,对专科疾病患者实施"热心接 - 耐心讲 - 细心观 - 诚心帮 - 温馨送 - 爱心访"的全程优质护理。

完成本学习任务后,学生应当能够独立
1. 掌握专科疾病基础理论内容。
2. 入院时选择正确的评估工具并准确评估。
3. 根据评估结果正确给予护理措施。
4. 为专科疾病患者提供循证后的健康教育内容。
5. 观察出专科疾病患者的病情变化并正确处理。
6. 主动帮助患者下床、下床活动,帮助满足患者需求。
7. 出院前为患者提供循证后的出院指导内容。
8. 出院后为患者提供专科疾病特色的随访。
9. 熟练地进行专科疾病相关的专科护理操作。
10. 正确书写专科疾病护理病历。

四、工作与学习内容

1. 工作对象和基本内容
(1) 内科系统:包括高血压、糖尿病、冠心病、COPD等患者的护理。
(2) 外科系统:包括直肠癌、胰腺癌、乳腺癌、膀胱肿瘤、骨关节疾病等患者的护理。
(3) 妇科:包括子宫肌瘤等患者的护理。

2. 工具与材料
(1) 专科疾病的临床治疗指南
(2) 专科疾病的护理常规
(3) 专科疾病护理操作流程
(4) 专科疾病特殊检查常规
(5) 专科疾病的健康教育手册
(6) 专科疾病护理记录单(护理记录单、出入量记录单等)
(7) 专科护理用具
(8) 药品说明书
(9) 专科仪器设备使用手册
(10) 专科评估量表
(11) 电子信息产品(多媒体等)

3. 工作方法
(1) 护理程序
(2) 护理评估方法
(3) 沟通技巧
(4) 心理行为观察方法
(5) 寻求相关部门支持
(6) 循证护理方法

（7）信息处理

（8）护理文件书写方法

4．劳动组织

（1）与医生、其他护理人员、医技、后勤等相关人员进行沟通。

（2）与护士长沟通、汇报。

（3）与患者或家属沟通。

（4）与其他护士交接班。

（5）护理查房、医生查房。

（6）护理质量检查活动。

5．工作要求

（1）遵守卫生行业法规及规章、行为规范、服务标准、临床指南、专科疾病优质护理流程和实施方案等对患者实施全程优质护理。

（2）熟练地使用专科疾病护理用具、仪器和设备。

（3）陈述专科疾病专科理论知识。

（4）陈述专科疾病入院评估内容、评估工具和评估方法。

（5）为患者提供住院期间各项健康教育。

（6）观察病情及其变化，准确地描述、记录和汇报。

（7）根据病情变化，及时调整护理措施，确保护理安全。

（8）帮助患者恢复自理能力、下床活动、提供生活护理协助等。

（9）正确使用药物、观察用药效果及不良反应，发现药物不良反应及时上报和处理。

（10）为患者提供正确的出院指导和电话随访。

（11）熟练地进行各项专科护理操作。

（12）详细、规范、及时地填写护理病历。

五、课程内容和要求

学习情境（一）：直肠癌专科疾病护理综合训练	
学习目标	学习内容
完成本学习任务后，学生应当能够根据直肠癌全程优质护理流程和实施方案等对直肠癌患者实施护理。具体包括： 1. 入院时，能正确应用专业的评估表进行疼痛、营养、心理状态、压疮、跌倒、排泄的评估 2. 术前能够为患者讲解直肠疾病知识、常用检查意义和检查前后注意事项、常见手术方式，尤其是造口患者的术前评估及指导 3. 术后能够观察生命体征、病情变化、预防并发症并及早处理，造口患者的心理护理及造口相关护理 4. 促进患者早期活动，结合并发症预防的知识进行快速康复外科指导	1. 入院评估的评估工具及应用 2. 直肠疾病症状护理方法 3. 常用检查的意义及注意事项 4. 直肠癌常用手术方式 5. 术后观察内容及处理方法等 6. 术后协助患者早期床上活动及下床活动方法 7. 术后自理能力评估及协助恢复自理能力方法 8. 直肠癌常用药物及用药护理 9. 直肠癌的专科护理品牌：造口护理

5.能熟练地进行更换造口袋护理操作 6.能够为患者讲解术后用药、饮食、活动等健康教育知识、出院指导；造口患者的居家照护、饮食、运动、工作等知识指导 7.能够完成院外延续护理，即术后电话访视	10.直肠癌术后并发症的预防、观察和处理 11.术后健康教育及出院指导 12.出院后电话随访方法

学时：16

教学建议与说明：教师为学生提供课程学习指导和建议，确保学生了解本阶段学习任务和要求，引导学生自主学习本课程提供的资源，并按照学习进度要求完成作业和考核

学习情境（二）：胰腺癌专科疾病护理综合训练

学习目标	学习内容
完成本学习任务后，学生应当能够根据胰腺癌全程优质护理流程和实施方案等对胰腺癌患者实施护理。具体包括： 1.入院时，能正确应用专业的评估表进行疼痛、营养、焦虑、抑郁、压疮、跌倒的评估 2.术前能够为患者讲解胰腺疾病知识、常用检查意义和检查前后注意事项、常见手术方式 3.术后能够观察生命体征、病情变化、并发症并正确处理 4.术后能够协助患者早期床上和下床活动，协助患者恢复自理能力 5.能熟练地进行管路护理和肠内营养护理操作 6.能够为患者讲解术后用药、饮食、活动等健康教育知识、出院指导 7.能够在患者出院后完成术后电话访视	1.入院评估的评估工具及应用 2.胰腺癌疾病症状护理方法 3.常用检查的意义和检查前后注意事项 4.胰腺癌常用手术方式 5.术后观察内容及处理方法等 6.术后协助患者早期床上活动及下床活动方法 7.术后自理能力评估及协助恢复自理能力方法 8.胰腺癌常用药物及用药护理 9.胰腺癌的专科护理品牌：引流管的护理、肠内营养护理 10.胰腺癌术后并发症的预防、观察和处理 11.术后健康教育及出院指导 12.出院后电话随访方法

学时：16

教学建议与说明：教师为学生提供课程学习指导和建议，确保学生了解本阶段学习任务和要求，引导学生自主学习本课程提供的资源，并按照学习进度要求完成作业和考核

学习情境（三）：乳腺癌专科疾病护理综合训练

学习目标	学习内容
完成本学习任务后，学生应当能够根据乳腺癌全程优质护理流程和实施方案等对乳腺癌患者实施护理。具体包括： 1.能正确应用专业的评估表进行疼痛、营养、焦虑、抑郁、压疮、跌倒的评估，完成生命体征的测量 2.术前能够为患者讲解乳腺疾病知识、常用检查意义和检查前后注意事项、常见手术方式	1.入院评估的评估工具及应用 2.乳腺癌患者心理护理方法 3.常用检查的意义和检查前后注意事项 4.乳腺癌常用手术方式 5.术后观察内容及处理方法等 6.术后协助患者早期床上活动及下床活动方法

学习目标	学习内容
3.能够复述术后生命体征、病情变化、并发症的观察方法并正确处理 4.能够掌握协助术后患者早期床上和下床活动，协助患者恢复自理能力的方法 5.能够熟练地进行负压引流管护理，为患者制订患肢功能锻炼的行动计划 6.能够掌握静脉管路的优缺点，对患者进行管路的健康教育，完成静脉管路的专科护理 7.能够正确使用乳腺癌相关药物，并能够复述药物不良反应，指导患者正确应对不良反应 8.能够复述针对乳腺癌患者的个体化健康教育、出院指导、心理护理 9.能够掌握乳腺癌患者常用的延续护理方法。指导患者选择合适的访视方式	7.术后自理能力评估及协助恢复自理能力方法 8.乳腺癌常用药物及用药护理 9.乳腺癌的专科护理品牌：术后患肢功能锻炼、PICC 的护理 10.乳腺癌术后负压引流护理、并发症的预防、观察和处理 11.术后健康教育及出院指导 12.延续护理方法

学时：16

教学建议与说明：教师为学生提供课程学习指导和建议，确保学生了解本阶段学习任务和要求，引导学生自主学习本课程提供的资源，并按照学习进度要求完成作业和考核

学习情境（四）：膀胱癌专科疾病护理综合训练

学习目标	学习内容
完成本学习任务后，学生应当能够根据膀胱癌全程优质护理流程和实施方案等对膀胱癌患者实施护理。具体包括： 1.入院时，能正确应用专业的评估表进行疼痛、营养、焦虑、抑郁、压疮、跌倒的评估 2.术前能够为患者讲解膀胱疾病知识、常用检查意义和检查前后注意事项、常见手术方式 3.术后能够观察生命体征、病情变化及并发症并正确处理 4.术后能够协助患者早期床上和下床活动，协助患者恢复自理能力 5.能熟练地进行管路护理和泌尿造口护理操作 6.能够为患者讲解术后用药、饮食、活动等健康教育知识、出院指导 7.能够在患者出院后完成术后电话访视	1.入院评估的评估工具及应用 2.膀胱癌疾病症状护理方法 3.常用检查的意义和检查前后注意事项 4.膀胱癌常用手术方式 5.术后观察内容及处理方法等 6.术后协助患者早期床上活动及下床活动方法 7.术后自理能力评估及协助恢复自理能力方法 8.膀胱癌常用药物及用药护理 9.膀胱癌的专科护理品牌：引流管的护理、造口护理 10.膀胱癌术后并发症的预防、观察和处理 11.术后健康教育及出院指导 12.出院后电话随访方法

学时：16

教学建议与说明：教师为学生提供课程学习指导和建议，确保学生了解本阶段学习任务和要求，引导学生自主学习本课程提供的资源，并按照学习进度要求完成作业和考核

学习情境（五）：高血压专科疾病护理综合训练	
学习目标	学习内容
完成本学习任务后，学生应当能够根据高血压全程优质护理流程和实施方案等对高血压患者实施护理。具体包括： 1. 入院时，能正确应用专业的评估表进行自理能力、焦虑、压疮、跌倒的评估 2. 能够为患者讲解高血压疾病知识、常用化验标本留取方法及注意事项、相关检查意义和方法及检查前后注意事项 3. 能够观察患者生命体征、病情变化、并发症并能正确处理 4. 能够给予患者饮食、运动、心理等健康生活方式的指导 5. 能够给予患者讲解常用药物及用药指导 6. 能够教会患者血压自我监测的方法及注意事项 7. 能够给予患者讲解出院流程、出院后紧急情况处理及随访时间、电话等出院指导 8. 能够在患者出院后完成出院电话、门诊随访	1. 入院评估的评估工具及应用 2. 高血压疾病常见症状及护理 3. 常用化验留取方法及注意事项 4. 常用检查的意义、方法和检查前后的注意事项 5. 治疗前、中、后的观察内容及处理方法等 6. 高血压并发症的预防、观察和处理 7. 高血压的专科护理品牌：健康生活方式的护理 8. 高血压常用药物及用药护理 9. 血压自我测量的方法及注意事项 10. 出院流程及出院后紧急情况处理等出院指导 11. 出院后电话、门诊随访方法
学时：16	
教学建议与说明：教师为学生提供课程学习指导和建议,确保学生了解本阶段学习任务和要求,引导学生自主学习本课程提供的资源,并按照学习进度要求完成作业和考核	
学习情境（六）：糖尿病专科疾病护理综合训练	
学习目标	学习内容
完成本学习任务后，学生应当能够根据糖尿病全程优质护理流程和实施方案等对糖尿病患者实施护理。具体包括： 1. 入院时，能正确应用专业的评估表进行糖尿病知识、胰岛素注射的认知和技能、糖尿病患者的焦虑抑郁心理状况、压疮、跌倒的评估 2. 入院后，能正确的进行血糖监测和胰岛素注射 3. 入院后，能为患者讲解降糖药物的服药时间、药物作用及不良反应，并评估患者服用药物的依从性 4. 住院期间，指导患者如何进行合理的膳食，并努力解决出院后可能存在的个性化的膳食难点 5. 住院期间，指导患者如何进行合理有效的运动，并努力解决出院后可能存在的个性化的运动难点 6. 能够为患者讲解糖尿病可能的并发症及相应的护理措施 7. 能够识别糖尿病患者可能存在的心理问题 8. 出院时，完善出院指导，强调血糖监测和胰岛素注射的重要性，强调复诊时间和相关化验的周期 9. 出院后，能够定期电话访视。就患者居家期间存在的问题给予相应的指导	1. 入院评估的评估工具及应用 2. 血糖监测和胰岛素注射 3. 不同血糖监测指标的意义 4. 不同降糖药物的作用和服药时间 5. 不同胰岛素的作用和注射时间 6. 糖尿病患者的饮食运动疗法 7. 糖尿病患者健康教育的技能和心理问题的识别 8. 糖尿病患者常见并发症的预防和护理 9. 糖尿病专科护理品牌：糖尿病健康教育 10. 出院指导 11. 出院后电话随访方法

学时：16	
教学建议与说明：教师为学生提供课程学习指导和建议，确保学生了解本阶段学习任务和要求，引导学生自主学习本课程提供的资源，并按照学习进度要求完成作业和考核	
学习情境（七）：冠心病专科疾病护理综合训练	
学习目标	学习内容
完成本学习任务后，学生应当能够根据冠心病全程优质护理流程和实施方案等对冠心病患者实施护理。具体包括： 1.入院时，能正确应用专业的调查表对患者进行疾病相关资料、冠心病相关知识、疼痛、焦虑、抑郁心理状况、日常生活能力、压疮、跌倒危险因素的评估 2.入院后，能正确地进行血压监测和心电图检查 3.入院后，能为患者讲解治疗药物，如硝酸酯类、钙拮抗剂、β受体阻滞剂等药物的服药时间、作用及不良反应，并评估患者服用药物的依从性 4.住院期间，对经皮冠状动脉介入治疗的患者进行围术期的护理 5.住院期间，指导患者如何进行科学的膳食，并努力解决出院后可能存在的个性化的膳食难点 6.住院期间，指导患者如何进行安全合理的活动，并努力解决出院后可能存在的个性化的运动难点 7.能够识别冠心病患者可能存在的心理问题 8.出院时，完善出院指导，强调血压监测与避免冠心病危险因素的重要性，强调复诊时间和相关检查的周期	1.入院评估的评估工具及应用 2.冠心病的危险因素、分型以及临床表现 3.血压监测与心电图检查以及心电图的临床意义 4.不同治疗药物的作用、服药时间以及不良反应 5.经皮冠状动脉介入治疗的围术期护理 6.冠心病患者的饮食运动疗法 7.冠心病患者健康教育的技能和心理问题的识别 8.冠心病患者常见并发症的预防和护理 9.糖尿病的专科护理品牌：健康教育 10.出院指导 11.出院后电话随访方法
学时：16	
教学建议与说明：教师为学生提供课程学习指导和建议，确保学生了解本阶段学习任务和要求，引导学生自主学习本课程提供的资源，并按照学习进度要求完成作业和考核	
学习情境（八）：COPD 专科疾病护理综合训练	
学习目标	学习内容
完成本学习任务后，学生应当能够根据 COPD 全程优质护理流程和实施方案等对 COPD 患者实施护理。具体包括： 1.入院时，能正确应用专业的评估表进行呼吸困难、血栓、焦虑、抑郁、压疮、跌倒的评估 2.入院时能够为患者讲解 COPD 疾病知识、常用检查意义和检查前后注意事项	1.入院评估的评估工具及应用 2.COPD 疾病咳嗽、咳痰的护理方法 3.肺功能的检查意义和检查前后注意事项 4.COPD 肺康复锻炼方法等 5.自理能力评估及协助恢复自理能力的方法 6.COPD 常用药物及用药护理

3.入院中能够观察生命体征、病情变化、并发症并正确处理 4.能熟练地进行排痰机使用、无创呼吸机使用护理 5.能够为患者讲解吸入装置使用、饮食、活动等健康教育知识、出院指导 6.出院前,能够教患者做呼吸操(呼吸功能锻炼),协助患者恢复自理能力,帮助患者戒烟 7.出院后,能够定期电话访视。就患者居家期间存在的问题给予相应的指导	7.COPD的专科护理品牌:吸入装置的使用、气道净化(排痰机、人工刺激咳痰等)、使用无创呼吸机的护理 8.COPD并发症的预防、观察和处理 9.COPD健康教育及出院指导 10.出院后电话随访方法

学时:16

教学建议与说明:教师为学生提供课程学习指导和建议,确保学生了解本阶段学习任务和要求,引导学生自主学习本课程提供的资源,并按照学习进度要求完成作业和考核

学习情境(九):骨关节炎专科疾病护理综合训练

学习目标	学习内容
完成本学习任务后,学生应当能够按照骨关节炎关节置换手术患者全程优质护理流程和实施方案等对骨关节病患者实施护理。具体包括: 1.入院时,能正确应用专业的评估表进行入院患者信息评估,ADL、疼痛、压疮、跌倒、坠床、血栓的评估 2.术前能够为患者讲解骨关节炎疾病知识、常用检查意义和检查前后注意事项、常见手术方式、拐杖、助行器的使用 3.术后能够观察生命体征、病情变化、患肢感觉、运动、血循环观察,并发症并正确处理 4.术后能够协助患者早期床上活动,协助患者恢复自理能力 5.能熟练地进行管路护理和各种仪器设备的使用(自体血回输器、CPM机、气压式血液循环驱动仪、半导体激光照射仪等) 6.能够为患者讲解术后用药、饮食等健康教育知识。 7.能够为患者讲解康复锻炼的知识,辅助患者进行股四头肌等长收缩练习、踝泵练习、正确坐、站、行及负重的训练 8.能够为患者进行出院指导,在患者出院后完成术后电话访视	1.入院评估的评估工具及应用 2.骨关节炎症状护理方法 3.常用检查意义和检查前后注意事项 4.骨关节炎常用手术方式 5.术后观察内容及处理方法等 6.术后协助患者早期床上活动及膝关节康复训练方法 7.术后自理能力评估及协助恢复自理能力方法 8.常用药物及用药护理 9.骨科专科护理品牌:康复训练指导、助行器使用 10.关节置换术后并发症的预防、观察和处理 11.术后健康教育及出院指导 12.出院后电话随访方法

学时:16

教学建议与说明:教师为学生提供课程学习指导和建议,确保学生了解本阶段学习任务和要求,引导学生自主学习本课程提供的资源,并按照学习进度要求完成作业和考核

学习情境（十）：子宫肌瘤专科疾病护理综合训练	
学习目标	学习内容
完成本学习任务后，学生应当能够根据子宫肌瘤全程优质护理流程和实施方案等对子宫肌瘤患者实施护理。具体包括： 1. 入院时，能正确应用专业的评估表进行跌倒、压疮、生活自理能力、阴道出血的评估 2. 术前能够为患者讲解子宫肌瘤疾病知识、常用检查意义和检查前后注意事项、常见手术方式 3. 术后能够观察生命体征、病情变化、并发症并正确处理 4. 术后能够协助患者早期床上和下床活动，协助患者恢复自理能力 5. 能够指导患者完成缓解腹腔镜术后肩痛的活动 6. 能够为患者讲解术后用药、饮食、活动等健康教育知识、出院指导 7. 能够在患者出院后完成术后电话访视	1. 入院评估的评估工具及应用 2. 子宫肌瘤疾病症状护理方法 3. 常用检查意义和检查前后注意事项 4. 子宫肌瘤常用手术方式 5. 阴道擦洗操作的方法 6. 术后观察内容及处理方法等 7. 术后协助患者早期床上活动及下床活动方法 8. 术后自理能力评估及协助恢复自理能力方法 9. 子宫肌瘤的专科护理品牌：腹腔镜术后肩痛的护理 10. 子宫肌瘤术后并发症的预防、观察和处理 11. 术后健康教育及出院指导 12. 出院后电话随访方法
学时：16	
教学建议与说明：教师为学生提供课程学习指导和建议，确保学生了解本阶段学习任务和要求，引导学生自主学习本课程提供的资源，并按照学习进度要求完成作业和考核	

课业计划

专科疾病护理综合训练课业计划（一）

学习情境：直肠癌专科疾病护理综合训练		学时建议：16 学时
工作情境描述	\u3000\u3000直肠癌是消化道最常见的恶性肿瘤之一，据我国统计资料估计，我国2005年直肠癌发病数和死亡数分别达17.2万和9.9万。结直肠癌中直肠癌占50%～60%，其中低位直肠癌约占直肠癌的70%。初步统计，我国每年新增加的造口患者平均有2万例外科专科疾病护理全程优质护理综合训练是专科疾病全程优质护理综合训练的重要内容，典型工作情境是责任护士在消化内科、普通外科或胃肠外科病房，以"患者为中心"，以"优质护理服务链"为主线，以"专科品牌护理"为特点，对直肠癌患者实施从入院至出院的全程优质护理活动	
学习任务	\u3000\u3000从临床实践工作中选出一例直肠癌患者的真实病例，完成一份护理病历，总结该患者护理中的经验及教训，并提出改进措施。在专科实践中，为患者进行一次更换造口袋专科护理操作	
与其他学习情境的关系	\u3000\u3000直肠癌全程优质护理是学习情境中较综合的一种，涉及围术期护理、胃肠减压护理、管路护理、肠内外营养护理、肛周皮肤护理、造口管理等外科护理内容 \u3000\u3000直肠癌术后并发症较多，如术后消化道出血、吻合口瘘等，均可应用于其他学习情境的并发症的观察和护理	
学习目标	完成本学习任务后，学生应当能够根据直肠癌全程优质护理流程和实施方案等对直肠癌患者实施护理。具体包括： 1. 入院时，能正确应用专业的评估表进行疼痛、营养、心理状态、压疮、跌倒、排泄的评估 2. 术前能够为患者讲解直肠疾病知识、常用检查意义和检查前后注意事项、常见手术方式，尤其是造口患者的术前评估及指导 3. 术后能够观察生命体征、病情变化、预防并发症并及早处理，造口患者的心理护理及造口相关护理 4. 促进患者早期活动，结合并发症预防的知识进行快速康复外科指导 5. 能熟练地进行更换造口袋护理操作 6. 能够为患者讲解术后用药、饮食、活动等健康教育知识、出院指导；造口患者的居家照护，饮食、运动、工作等知识指导 7. 能够完成院外延续护理，即术后电话访视	

学习内容	1. 入院评估的评估工具及应用 2. 直肠疾病症状护理方法 3. 常用检查意义及注意事项 4. 直肠癌常用手术方式 5. 术后观察内容及处理方法等 6. 术后协助患者早期床上活动及下床活动方法 7. 术后自理能力评估及协助恢复自理能力方法 8. 直肠癌常用药物及用药护理 9. 直肠癌的专科护理品牌：造口护理 10. 直肠癌术后并发症的预防、观察和处理 11. 术后健康教育及出院指导 12. 出院后电话随访方法
教学条件	1. 教学设备：计算机、网络、多媒体、心电监护、教学用具、造口模型等 2. 教学环境：网络教学平台、多媒体教室、情境模拟教室、医院等 3. 教师安排：每30名学生配备1名辅导老师 4. 学习资料：《外科护理学》直肠癌部分、造口更换流程光盘、中国肠造口指导意见、肠造口康复与治疗、护理心理学、《中华护理杂志》相关直肠癌文章、医院规章制度与流程
教学方法与组织形式	1. 采取行动导向教学法、自主学习法、讲授与在线讨论法相结合的教学方法 2. 教师通过网络学习平台构建学习环境，通过任务引导学生自主学习，组织学生参加学习活动，指导学生完成学习任务，必要时提供面授辅导
教学流程	1. 教师对学习任务进行说明，学生明确学习任务 2. 学生网上自学文字讲义、教学课件、光盘、相关学习资料、阅读材料，完成本阶段练习题 3. 鼓励学生针对学习中的难点在网上提问，教师进行解答 4. 教师引导学生通过论坛分享一例直肠癌的病例，讨论患者病情演变的经过、护理经验及教训 5. 教师对学生学习任务进行评价并反馈
学业评价	测评项： 1. 直肠癌基础理论知识 2. 提交的更换造口袋护理操作视频 3. 提交的直肠癌造口患者的护理病历

专科疾病护理综合训练课业计划（二）

学习情境：胰腺癌专科疾病护理综合训练	学时建议：16 学时
工作情境描述	胰腺癌是一种恶性程度很高、诊断和治疗都很困难的消化道恶性肿瘤，其发病率和死亡率近年来明显上升。外科专科疾病全程优质护理综合训练是专科疾病全程优质护理综合训练的重要内容，典型工作情境是责任护士在消化内科、普通外科或肝胆胰外科病房，以"患者为中心"，以"优质护理服务链"为主线，以"专科品牌护理"为特点，对胰腺癌患者实施从入院至出院的全程优质护理活动
学习任务	从临床实践工作中选出一例胰腺癌患者的真实病例，完成一份护理病历，总结该患者护理中的经验及教训，并提出改进措施。在专科实践中，为患者进行一次更换引流袋或肠内营养泵的专科护理操作
与其他学习情境的关系	胰腺癌全程优质护理是学习情境中较综合的一种，涉及全麻围术期护理、胃肠减压护理、管路护理、肠内外营养护理、血糖管理等外科护理内容 胰腺癌术后并发症较多，如术后消化道出血、胃瘫等，均可应用于其他学习情境的并发症的观察和护理
学习目标	完成本学习任务后，学生应当能够根据胰腺癌全程优质护理流程和实施方案等对胰腺癌患者实施护理。具体包括： 1. 入院时，能正确应用专业的评估表进行疼痛、营养、焦虑、抑郁、压疮、跌倒的评估 2. 术前能够为患者讲解胰腺疾病知识、常用检查意义和检查前后注意事项、常见手术方式 3. 术后能够观察生命体征、病情变化、并发症并正确处理 4. 术后能够协助患者早期床上和下床活动，协助患者恢复自理能力 5. 能熟练地进行管路护理和肠内营养护理操作 6. 能够为患者讲解术后用药、饮食、活动等健康教育知识、出院指导 7. 能够在患者出院后完成术后电话访视
学习内容	1. 入院评估的评估工具及应用 2. 胰腺癌疾病症状护理方法 3. 常用检查意义和检查前后注意事项 4. 胰腺癌常用手术方式 5. 术后观察内容及处理方法等 6. 术后协助患者早期床上活动及下床活动方法 7. 术后自理能力评估及协助恢复自理能力方法 8. 胰腺癌常用药物及用药护理 9. 胰腺癌的专科护理品牌：引流管的护理、肠内营养护理 10. 胰腺癌术后并发症的预防、观察和处理
学习内容	11. 术后健康教育及出院指导 12. 出院后电话随访方法

教学条件	1. 教学设备：计算机、网络、多媒体、心电监护、营养泵 2. 教学环境：网络教学平台、多媒体教室、情境模拟教室、医院等 3. 教师安排：每 30 名学生配备 1 名辅导老师 4. 学习资料：《内科护理学》胰腺癌部分、《外科护理学》胰腺癌部分、《儿科护理学》胰腺癌部分、消化科及胃肠外科、肝胆外科相关特殊检查流程及规范、《健康评估》胰腺癌部分、护理技术操作光盘、《护理心理学》、胰腺癌临床指南、医院规章制度与流程
教学方法与组织形式	1. 采取行动导向教学法、自主学习法、讲授与在线讨论法相结合的教学方法 2. 教师通过网络学习平台构建学习环境，通过任务引导学生自主学习，组织学生参加学习活动，指导学生完成学习任务，必要时提供面授辅导
教学流程	1. 教师对学习任务进行说明，学生明确学习任务 2. 学生网上自学文字讲义、教学课件、光盘、相关学习资料、阅读材料，完成本阶段练习题 3. 鼓励学生针对学习中的难点在网上提问，教师进行解答 4. 教师引导学生通过论坛分享一例胰腺癌的病例，讨论患者病情演变的经过、护理经验及教训 5. 教师对学生学习任务进行评价并反馈
学业评价	测评项： 1. 胰腺癌基础理论知识 2. 提交的引流袋或肠内营养泵操作视频 3. 提交的胰腺癌患者的护理病历

专科疾病护理综合训练课业计划（三）

学习情境：乳腺癌专科疾病护理综合训练	学时建议：16 学时
工作情境描述	乳腺癌是全世界最常见的女性恶性肿瘤，且发病率呈逐年上升趋势。专家提出：乳腺癌是全身性疾病。所以，乳腺癌的治疗是集手术、化疗、内分泌治疗、生物靶向治疗及放疗于一体的综合性治疗。外科乳腺癌全程优质护理综合训练是专科疾病全程优质护理综合训练的重要内容，典型工作情境是责任护士在乳腺外科、放疗科、化疗科病房，以"患者为中心"，以"优质护理服务链"为主线，以"专科品牌护理"为特点，以象征防治乳腺癌的粉红丝带为纽带，志愿者团体为依托，融入优质护理"十八字诀"，为患者提供全程、全面、专业、主动、人性化的护理服务，实现患者满意的目标
学习任务	从临床实践工作中选出一例乳腺癌患者的真实病例，完成一份护理病历，总结该患者护理中的经验及教训，并提出改进措施。在专科实践中，为患者进行一次更换负压引流瓶、PICC 换药、患肢功能锻炼操指导的专科护理操作

与其他学习情境的关系	乳腺癌全程优质护理是学习情境中较综合的一种，涉及全麻围术期护理、负压引流管护理、患肢功能锻炼、化疗药物护理、静脉管路护理、心理护理及延续护理等护理内容。乳腺癌患者心理护理尤为重要，对于放化疗患者的护理，均可应用于其他学习情境的疾病护理中
学习目标	完成本学习任务后，学生应当能够根据乳腺癌全程优质护理流程和实施方案等对乳腺癌患者实施护理。具体包括： 1.能正确应用专业的评估表进行疼痛、营养、焦虑、抑郁、压疮、跌倒的评估，完成生命体征的测量 2.术前陈述乳腺疾病知识、常用检查意义和检查前后注意事项、常见手术方式 3.能够复述术后生命体征、病情变化、并发症的观察方法并正确处理。 4.能够掌握协助术后患者早期床上和下床活动，协助患者恢复自理能力的方法 5.能够熟练地进行负压引流管护理，为患者制订患肢功能锻炼的行动计划 6.能够掌握静脉管路的优缺点、对患者进行管路的健康教育，完成静脉管路的专科护理 7.能够正确使用乳腺癌相关药物，并能够复述药物不良反应，指导患者正确应对不良反应 8.能够复述针对乳腺癌患者的个体化健康教育、出院指导及心理护理 9.能够掌握乳腺癌患者常用的延续护理方法。指导患者选择合适的访视方式
学习内容	1.入院评估的评估工具及应用 2.乳腺癌患者心理护理方法 3.常用检查意义和检查前后注意事项 4.乳腺癌常用手术方式 5.术后观察内容及处理方法等 6.术后协助患者早期床上活动及下床活动方法 7.术后自理能力评估及协助恢复自理能力方法 8.乳腺癌常用药物及用药护理 9.乳腺癌的专科护理品牌：术后患肢功能锻炼、PICC的护理 10.乳腺癌术后负压引流管护理、并发症的预防、观察和处理 11.术后健康教育及出院指导 12.延续护理方法
教学条件	1.教学设备：计算机、网络、多媒体、诊疗用具、爬墙板、肩梯、空气压力仪、乳腺模型、静脉管路及义乳教具等 2.教学环境：网络教学平台、多媒体教室、情境模拟教室、医院等 3.教师安排：每30名学生配备1名辅导老师 4.学习资料：《外科护理学》乳腺癌部分、《肿瘤护理学》、特殊检查流程及规范、《健康评估》乳腺部分、《护理心理学》《药理学》乳腺癌相关用药部分、护理技术操作光盘、PICC护理操作光盘、乳腺癌术后功能锻炼光盘、乳腺癌临床指南、医院规章制度与流程
教学方法与组织形式	1.采取行动导向教学法、自主学习法、讲授与在线讨论法相结合的教学方法 2.教师通过网络学习平台构建学习环境，通过任务引导学生自主学习，组织学生参加学习活动，指导学生完成学习任务，必要时提供面授辅导

教学流程	1. 教师对学习任务进行说明，学生明确学习任务 2. 学生网上自学文字讲义、教学课件、光盘、相关学习资料、阅读材料，完成本阶段练习题 3. 鼓励学生针对学习中的难点在网上提问，教师进行解答 4. 教师引导学生通过论坛分享一例乳腺癌的病例，讨论患者病情演变的经过、护理经验及教训 5. 教师对学生学习任务进行评价并反馈
学业评价	测评项： 1. 乳腺癌基础理论知识 2. 提交的更换负压引流瓶护理、PICC 换药、患肢功能锻炼操中的一项操作视频 3. 提交的乳腺癌患者的护理病历

专科疾病护理综合训练课业计划（四）

学习情境：膀胱癌专科疾病护理综合训练		学时建议：16 学时
工作情境描述		膀胱肿瘤是泌尿生殖系统中最常见的肿瘤，男性膀胱癌的发病率几乎是女性的 3 倍。在我国，男性膀胱癌发病率居全身肿瘤第 8 位，女性居第 12 位，是一种直接威胁患者生存的疾病。泌尿外科专科疾病全程优质护理综合训练是专科疾病全程优质护理综合训练的重要内容，典型工作情境是责任护士在泌尿外科病房，以"患者为中心"，以"优质护理服务链"为主线，以"专科品牌护理"为特点，对膀胱癌患者实施从入院至出院的全程优质护理活动
学习任务		从临床实践工作中选出一例膀胱癌患者的真实病例，完成一份护理病历，总结该患者护理中的经验及教训，并提出改进措施。在专科实践中，为患者进行一次膀胱冲洗的专科护理操作
与其他学习情境的关系		膀胱癌全程优质护理是学习情境中较综合的一种，涉及全麻围术期护理、胃肠减压护理、管路护理、肠内及肠外营养护理、造口管理等外科护理内容 膀胱癌术后并发症较多，如出血、膀胱刺激症状、造口相关并发症等，均可应用于其他学习情境的并发症的观察和护理
学习目标		完成本学习任务后，学生应当能够根据膀胱癌全程优质护理流程和实施方案等对膀胱癌患者实施护理。具体包括： 1. 入院时，能正确应用专业的评估表进行疼痛、营养、焦虑、抑郁、压疮、跌倒的评估 2. 术前能够为患者讲解膀胱疾病知识、常用检查意义和检查前后注意事项、常见手术方式 3. 术后能够观察生命体征、病情变化、并发症并正确处理 4. 术后能够协助患者早期床上和下床活动，协助患者恢复自理能力 5. 能熟练地进行管路护理和泌尿造口护理操作

学习目标	6.能够为患者讲解术后用药、饮食、活动等健康教育知识，进行出院指导 7.能够在患者出院后完成术后电话访视
学习内容	1.入院评估的评估工具及应用 2.膀胱癌疾病症状护理方法 3.常用检查意义和检查前后注意事项 4.膀胱癌常用手术方式 5.术后观察内容及处理方法等 6.术后协助患者早期床上活动及下床活动方法 7.术后自理能力评估及协助恢复自理能力方法 8.膀胱癌常用药物及用药护理 9.膀胱癌的专科护理品牌：引流管的护理、造口护理 10.膀胱癌术后并发症的预防、观察和处理 11.术后健康教育及出院指导 12.出院后电话随访方法
教学条件	1.教学设备：计算机、网络、多媒体、营养泵、心电监护等 2.教学环境：网络教学平台、多媒体教室、情境模拟教室、医院等 3.教师安排：每30名学生配备1名辅导老师 4.学习资料：《外科护理学》膀胱癌部分、最新泌尿外科临床护理精细化操作与优质护理服务规范化管理及考评指南膀胱癌部分、《中国泌尿外科疾病治疗诊断指南》（2014版）膀胱癌部分、《现代伤口与肠造口临床护理实践》膀胱癌部分、《吴阶平泌尿外科学》膀胱癌部分、《坎贝尔泌尿外科学》膀胱癌部分、《护理心理学》、医院规章制度与流程
教学方法与组织形式	1.采取行动导向教学法、自主学习法、讲授与在线讨论法相结合的教学方法 2.教师通过网络学习平台构建学习环境，通过任务引导学生自主学习，组织学生参加学习活动，指导学生完成学习任务，必要时提供面授辅导
教学流程	1.教师对学习任务进行说明，学生明确学习任务 2.学生网上自学文字讲义、教学课件、光盘、相关学习资料、阅读材料，完成本阶段练习题 3.鼓励学生针对学习中的难点在网上提问，教师进行解答 4.教师引导学生通过论坛分享一例膀胱癌的病例，讨论患者病情演变的经过、护理经验及教训 5.教师对学生学习任务进行评价并反馈
学业评价	测评项： 1.膀胱癌基础理论知识 2.提交的膀胱冲洗的操作视频 3.提交的膀胱癌患者的护理病历

专科疾病护理综合训练课业计划（五）

学习情境：高血压专科疾病护理综合训练	教学时间：16 学时
工作情境描述	高血压是以体循环压力升高为特征，易引起心、脑、肾损害的全身性疾病。目前，在我国高血压患病有继续上升的趋势，普遍存在着"三高"（患病率高、死亡率高、残疾率高）"三低"（知晓率低、治疗率低、控制率低）的特点。内科专科疾病全程优质护理综合训练是专科疾病全程优质护理综合训练的重要内容，典型工作情境是责任护士在心内科或老年内科病房，以"患者为中心"，以"优质护理服务链"为主线，以"专科品牌护理"为特点，对高血压患者实施从入院至出院的全程优质护理活动
学习任务	从临床实践工作中选出一例高血压患者的真实病例，完成一份护理病历，总结该患者护理中的经验及教训，并提出改进措施。在专科实践中，向高血压患者进行高血压健康生活方式的健康教育
与其他学习情境的关系	高血压全程优质护理是学习情境中较综合的一种，涉及健康评估、生活方式指导、用药护理、血压自我监测、出院指导等内科护理内容 高血压易发生心、脑、肾等重要器官损害的并发症，如脑卒中、冠心病、心力衰竭、肾衰竭等，均可应用于其他学习情境的并发症的观察和护理
学习目标	完成本学习任务后，学生应当能够根据高血压全程优质护理流程和实施方案等对高血压患者实施护理。具体包括： 1.入院时，能正确应用专业的评估表进行自理能力、焦虑、压疮、跌倒的评估 2.能够为患者讲解高血压疾病知识、常用化验标本留取方法及注意事项、相关检查意义和方法及检查前后注意事项 3.能够观察患者生命体征、病情变化、并发症并能正确处理 4.能够给予患者饮食、运动、心理等健康生活方式的指导 5.能够给予患者讲解常用药物及用药指导 6.能够教会患者自我监测血压的方法及注意事项 7.能够给予患者讲解出院流程、出院后紧急情况处理及随访时间、电话等出院指导 8.能够在患者出院后完成出院电话、门诊随访
学习内容	1.入院评估的评估工具及应用 2.高血压疾病常见症状及护理 3.常用化验标本留取方法及注意事项 4.常用检查意义、方法和检查前后注意事项 5.治疗前、中、后观察内容及处理方法等

学习内容	6. 高血压并发症的预防、观察和处理 7. 高血压的专科护理品牌：健康生活方式的护理 8. 高血压常用药物及用药护理 9. 血压自我测量的方法及注意事项 10. 出院流程及出院后紧急情况处理等出院指导 11. 出院后电话、门诊随访方法
教学条件	1. 教学设备：计算机、网络、多媒体、血压计、心电监护等 2. 教学环境：网络教学平台、多媒体教室、情境模拟教室、医院等 3. 教师安排：每30名学生配备1名辅导老师 4. 学习资料：《内科护理学》高血压部分、心内科相关特殊检查流程及规范、《健康评估》高血压部分、护理技术操作光盘、《护理心理学》、高血压临床指南、医院规章制度与流程
教学方法与组织形式	1. 采取行动导向教学法、自主学习法、讲授与在线讨论法相结合的教学方法 2. 教师通过网络学习平台构建学习环境，通过任务引导学生自主学习，组织学生参加学习活动，指导学生完成学习任务，必要时提供面授辅导
教学流程	1. 教师对学习任务进行说明，学生明确学习任务 2. 学生网上自学文字讲义、教学课件、光盘、相关学习资料、阅读材料，完成本阶段练习题 3. 鼓励学生针对学习中的难点在网上提问，教师进行解答 4. 教师引导学生通过论坛分享一例高血压患者的病例，讨论患者病情演变的经过、护理经验及教训 5. 教师对学生学习任务进行评价并反馈
学业评价	测评项： 1. 高血压基础理论知识 2. 提交的向高血压患者进行高血压健康生活方式健康教育的视频 3. 提交的高血压患者的护理病历

专科疾病护理综合训练课业计划（六）

学习情境：糖尿病专科疾病护理综合训练	学时建议：16学时
工作情境描述	糖尿病是一种糖、脂、蛋白质代谢紊乱的慢性疾病，其发病率近年来明显上升，尤其是进入2000年以后，中国糖尿病发病进入了快速增长期。糖尿病并发症也给患者和国家带来了沉重的负担。内科专科疾病全程优质护理综合训练是专科疾病全程优质护理综合训练的重要内容，典型工作情境是责任护士在内分泌病房，以"患者为中心"，以"优质护理服务链"为主线，以"专科品牌护理"为特点，对糖尿病患者实施从入院至出院的全程优质护理活动

学习任务	从临床实践工作中选出一例糖尿病患者的真实病例，完成一份护理病历，总结该患者护理中的经验及教训，并提出改进措施。在专科实践中，为患者进行一次测血糖或胰岛素注射
与其他学习情境的关系	糖尿病全程优质护理是学习情境中较综合的一种，涉及健康教育、有效沟通、行为改变、合理营养、伤口护理、运动等糖尿病专科护理内容。糖尿病患者的教育形式多样，如看图对话、工作坊、床旁一对一、大课堂、同伴教育等，这些教育形式均应用于其他学习情境中
学习目标	完成本学习任务后，学生应当能够根据糖尿病全程优质护理流程和实施方案等对糖尿病患者实施护理。具体包括： 1. 入院时，能正确应用专业的评估表进行糖尿病知识、胰岛素注射的认知和技能、糖尿病患者的焦虑抑郁心理状况、压疮、跌倒的评估。 2. 入院后，能正确进行血糖监测和胰岛素注射 3. 入院后，能为患者讲解降糖药物的服药时间、药物作用及不良反应。并评估患者服用药物的依从性 4. 住院期间，指导患者如何进行合理的膳食，并努力解决出院后可能存在的个性化的膳食难点 5. 住院期间，指导患者如何进行合理有效的运动，并努力解决出院后可能存在的个性化的运动难点 6. 能够为患者讲解糖尿病可能的并发症及相应的护理措施 7. 能够识别糖尿病患者可能存在的心理问题 8. 出院时，完善出院指导，强调血糖监测和胰岛素注射的重要性，强调复诊时间和相关化验的周期 9. 出院后，能够定期电话访视。就患者居家期间存在的问题给予相应的指导
学习内容	1. 入院评估的评估工具及应用 2. 血糖监测和胰岛素注射 3. 不同血糖监测指标的意义 4. 不同降糖药物的作用和服药时间 5. 不同胰岛素作用和注射时间 6. 糖尿病患者的饮食运动疗法 7. 糖尿病患者健康教育的技能和心理问题的识别 8. 糖尿病患者常见并发症的预防和护理 9. 糖尿病的专科护理品牌：糖尿病健康教育 10. 出院指导 11. 出院后电话随访方法
教学条件	1. 教学设备：计算机、网络、多媒体、血糖仪、胰岛素注射笔、健康教育工具包等 2. 教学环境：网络教学平台、多媒体教室、情境模拟教室、医院等 3. 教师安排：每30名学生配备1名辅导老师

教学条件	4.学习资料：《内科护理学》糖尿病部分、《外科护理学》伤口护理部分、《儿科护理学》糖尿病部分、糖尿病相关检查流程及规范、《健康评估》糖尿病部分、护理技术操作光盘、《护理心理学》、糖尿病健康教育指南、医院规章制度与流程
教学方法与组织形式	1. 采取行动导向教学法、自主学习法、讲授与在线讨论法相结合的教学方法 2. 教师通过网络学习平台构建学习环境，通过任务引导学生自主学习，组织学生参加学习活动，指导学生完成学习任务，必要时提供面授辅导
教学流程	1. 教师对学习任务进行说明，学生明确学习任务 2. 学生网上自学文字讲义、教学课件、光盘、相关学习资料、阅读材料，完成本阶段练习题 3. 鼓励学生针对学习中的难点在网上提问，教师进行解答 4. 教师引导学生通过论坛分享一例糖尿病患者的病例，讨论患者病情演变的经过、护理经验及教训。 5. 教师对学生学习任务进行评价并反馈
学业评价	测评项： 1. 糖尿病基础理论知识 2. 提交的对糖尿病患者进行血糖监测或胰岛素注射的操作视频 3. 提交的糖尿病患者的健康教育病历

专科疾病护理综合训练课业计划（七）

学习情境：冠心病专科疾病护理综合训练	学时建议：16学时
工作情境描述	冠心病指冠状动脉发生粥样硬化引起的管腔狭窄或闭塞，导致心肌缺血缺氧或坏死而引起的心脏病，其患病率与死亡率呈逐年上升趋势。冠心病的发病，既增加了患者失能和残障的机会，造成巨大的劳动力损失，又加速了疾病诊断治疗费用的上涨，增加了家庭和社会的疾病经济负担。内科专科疾病全程优质护理综合训练是专科疾病全程优质护理综合训练的重要内容，典型工作情境是责任护士在心内科病房，以"患者为中心"，以"优质护理服务链"为主线，以"专科品牌护理"为特点，对冠心病患者实施从入院至出院的全程优质护理活动
学习任务	从临床实践工作中选出一例冠心病患者的真实病例，完成一份护理病历，总结该患者护理中的经验及教训，并提出改进措施。在专科实践中，为患者进行一次心电图检查
与其他学习情境的关系	冠心病全程优质护理是学习情境中较综合的一种，涉及健康教育、有效沟通、行为改变、围术期护理、用药依从性、科学膳食、合理活动等冠心病专科护理内容。冠心病患者教育形式多样，如看图对话、工作坊、床旁一对一、大课堂、同伴教育等，这些教育形式均应用于其他学习情境中

学习目标	完成本学习任务后，学生应当能够根据冠心病全程优质护理流程和实施方案等对冠心病患者实施护理。具体包括： 1. 入院时，能正确应用专业的调查表对患者进行疾病相关资料、冠心病相关知识、疼痛、焦虑抑郁心理状况、日常生活能力、压疮、跌倒危险因素的评估 2. 入院后，能正确进行血压监测和心电图检查 3. 入院后，能为患者讲解治疗药物，如硝酸酯类、钙拮抗剂、β受体阻滞剂等药物的服药时间、作用及不良反应。并评估患者服用药物的依从性 4. 住院期间，对经皮冠状动脉介入治疗的患者进行围术期护理 5. 住院期间，指导患者如何进行科学的膳食，并努力解决出院后可能存在的个性化的膳食难点 6. 住院期间，指导患者如何进行安全合理的活动，并努力解决出院后可能存在的个性化的运动难点 7. 能够识别冠心病患者可能存在的心理问题 8. 出院时，完善出院指导，强调血压监测与避免冠心病危险因素的重要性，强调复诊时间和相关检查的周期 9. 出院后，能够定期电话随访，就患者居家期间存在的问题给予相应的指导
学习内容	1. 入院评估的评估工具及应用 2. 冠心病的危险因素、分型以及临床表现 3. 血压监测与心电图检查以及心电图的临床意义 4. 不同治疗药物的作用、服药时间以及不良反应 5. 经皮冠状动脉介入治疗的围术期护理 6. 冠心病患者的饮食运动疗法 7. 冠心病患者健康教育的技能和心理问题的识别 8. 冠心病患者常见并发症的预防和护理 9. 糖尿病的专科护理品牌：健康教育 10. 出院指导 11. 出院后电话随访方法
教学条件	1. 教学设备：计算机、网络、多媒体、水银血压计、心电图机、健康教育工具包等 2. 教学环境：网络教学平台、多媒体教室、情境模拟教室、医院等 3. 教师安排：每30名学生配备1名辅导老师 4. 学习资料：《内科护理学》冠心病部分、冠心病相关检查流程及规范、《健康评估》冠心病部分、护理技术操作光盘、《护理心理学》、冠心病健康教育指南、医院规章制度与流程
教学方法与组织形式	1. 采取行动导向教学法、自主学习法、讲授与在线讨论法相结合的教学方法 2. 教师通过网络学习平台构建学习环境，通过任务引导学生自主学习，组织学生参加学习活动，指导学生完成学习任务，必要时提供面授辅导
教学流程	1. 教师对学习任务进行说明，学生明确学习任务 2. 学生网上自学文字讲义、教学课件、光盘、相关学习资料、阅读材料，完成本阶段练习题

教学流程	3.鼓励学生针对学习中的难点在网上提问，教师进行解答 4.教师引导学生通过论坛分享一例冠心病患者的病例，讨论患者病情演变的经过、护理经验及教训 5.教师对学生学习任务进行评价并反馈
学业评价	测评项： 1.冠心病基础理论知识 2.提交的为冠心病患者进行心电图检查的操作视频 3.提交的冠心病患者的健康教育病历

专科疾病护理综合训练课业计划（八）

学习情境：COPD 专科疾病护理综合训练	学时建议：16 学时
工作情境描述	COPD 是对人民健康危害极大的常见病、多发病，其发病率和死亡率呈逐年增高的趋势，造成劳动力丧失并耗费了大量的医疗资源，直接或间接地阻碍了国民经济的健康发展。内科专科疾病全程优质护理综合训练是专科疾病全程优质护理综合训练的重要内容，典型工作情境是责任护士在呼吸内科病房，以"患者为中心"，以"优质护理服务链"为主线，以"专科品牌护理"为特点，对 COPD 患者实施从入院至出院的全程优质护理活动
学习任务	从临床实践工作中选出一例 COPD 患者的真实病例，完成一份护理病历，总结该患者护理中的经验及教训，并提出改进措施。在专科实践中，为患者进行吸入装置使用护理、气道分泌物清除护理、呼吸功能锻炼操作
与其他学习情境的关系	COPD 全程优质护理是学习情境中较综合的一种，涉及健康教育、有效沟通、行为改变、全麻及局麻气管镜术前术后护理、气道净化技术、排痰机的使用、无创呼吸机护理及呼吸功能康复等内科护理内容 COPD 并发症较多，如心力衰竭、阻塞性睡眠呼吸暂停等，均可应用于其他学习情境的并发症的观察和护理
学习目标	完成本学习任务后，学生应当能够根据 COPD 全程优质护理流程和实施方案等对 COPD 患者实施护理。具体包括： 1.入院时，能正确应用专业的评估表进行呼吸困难、血栓、焦虑、抑郁、压疮、跌倒的评估 2.入院时能够为患者讲解 COPD 疾病知识、常用检查意义和检查前后注意事项 3.入院中能够观察生命体征、病情变化、并发症并正确处理 4.能熟练地进行排痰机、无创呼吸机使用及护理 5.能够为患者讲解吸入装置使用、饮食、活动等健康教育知识、出院指导 6.出院前，能够教患者做呼吸操（呼吸功能锻炼），协助患者恢复自理能力、帮助患者戒烟 7.出院后，能够定期电话访视。就患者居家期间存在的问题给予相应的指导

学习内容	1. 入院评估的评估工具及应用 2. COPD 疾病咳嗽、咳痰的护理方法 3. 肺功能的检查意义和检查前后注意事项 4. COPD 肺康复锻炼方法等 5. 自理能力评估及协助恢复自理能力方法 6. COPD 常用药物及用药护理 7. COPD 的专科护理品牌：吸入装置的使用、气道净化（排痰机、人工刺激咳痰等）、使用无创呼吸机的护理 8. COPD 并发症的预防、观察和处理 9. COPD 健康教育及出院指导 10. 出院后电话随访方法
教学条件	1. 教学设备：计算机、网络、多媒体、无创呼吸机、排痰机、心电监护仪、健康教育工具包等 2. 教学环境：网络教学平台、多媒体教室、情境模拟教室、医院等 3. 教师安排：每 30 名学生配备 1 名辅导老师 4. 学习资料：《内科护理学》COPD 部分、《外科护理学》COPD 外科治疗部分、《危重症护理学》氧疗技术、气道净化技术及机械通气部分、呼吸内科特殊检查流程及规范、《健康评估》COPD 部分、护理技术操作光盘、《护理心理学》、COPD 临床指南、医院规章制度与流程
教学方法与组织形式	1. 采取行动导向教学法、自主学习法、讲授与在线讨论法相结合的教学方法 2. 教师通过网络学习平台构建学习环境，通过任务引导学生自主学习，组织学生参加学习活动，指导学生完成学习任务，必要时提供面授辅导
教学流程	1. 教师对学习任务进行说明，学生明确学习任务 2. 学生网上自学文字讲义、教学课件、光盘、相关学习资料、阅读材料，完成本阶段练习题 3. 鼓励学生针对学习中的难点在网上提问，教师进行解答 4. 教师引导学生通过论坛分享一例 COPD 患者的病例，讨论患者病情演变的经过、护理经验及教训 5. 教师对学生学习任务进行评价并反馈
学业评价	测评项： 1. COPD 基础理论知识 2. 提交的为 COPD 患者进行吸入装置使用护理、气道分泌物清除护理、呼吸功能锻炼中的一项操作视频 3. 提交的 COPD 患者的护理病历

专科疾病护理综合训练课业计划（九）

学习情境：骨关节炎专科疾病护理综合训练	学时建议：16学时

工作情境描述	骨关节炎又称退行性关节炎，是一种常见的慢性关节炎，多见于老年人。流行病学调查显示，55～64岁的人群中发病率达40%。随着世界老龄化人口的增加，骨关节炎的发病率也呈现逐年上升趋势。骨关节炎专科疾病全程优质护理综合训练是专科疾病全程优质护理综合训练的重要内容，典型工作情境是责任护士在骨科病房，以"患者为中心"，以"优质护理服务链"为主线，以"专科品牌护理"为特点，针对骨关节炎关节置换患者实施从入院至出院的全程优质护理活动
学习任务	从临床实践工作中选出一例骨关节炎患者的真实病例，完成一份护理病历，总结该患者护理中的经验及教训，并提出改进措施。在专科实践中，向患者讲解助行器的正确使用方法和功能锻炼方法
与其他学习情境的关系	骨关节炎全程优质护理是学习情境中较综合的一种，涉及麻醉护理、骨科围术期护理、自体血回输器护理、管路护理、常见并发症护理、康复护理等相关护理内容 关节置换手术患者年龄较大，内科基础病较多，术后并发症较多，如压疮、出血、胃瘫等，均可应用于其他学习情境的并发症的观察和护理
学习目标	完成本学习任务后，学生应当能够按照骨关节炎关节置换手术患者全程优质护理流程和实施方案等对骨关节病患者实施护理。具体包括： 1. 入院时，能正确应用专业的评估表进行入院患者信息评估，ADL、疼痛、压疮、跌倒、坠床、血栓的评估 2. 术前能够为患者讲解骨关节炎疾病知识、常用检查意义和检查前后注意事项、常见手术方式、拐杖、助行器的使用 3. 术后能够观察生命体征、病情变化、患肢感觉、运动、血循环观察，并发症并正确处理 4. 术后能够协助患者早期床上活动，协助患者恢复自理能力 5. 能熟练地进行管路护理和各种仪器设备的使用（自体血回输器、CPM机、气压式血液循环驱动仪、半导体激光照射仪等） 6. 能够为患者讲解术后用药、饮食等健康教育知识 7. 能够为患者讲解康复锻炼的知识，辅助患者进行股四头肌等长收缩练习、踝泵练习，正确坐、站、行及负重的训练 8. 能够为患者进行出院指导，在患者出院后完成术后电话访视
学习内容	1. 入院评估的评估工具及应用 2. 骨关节炎症状护理方法 3. 常用检查意义和检查前后注意事项 4. 骨关节炎常用手术方式 5. 术后观察内容及处理方法等

学习内容	6. 术后协助患者早期床上活动及膝关节康复训练方法 7. 术后自理能力评估及协助恢复自理能力方法 8. 常用药物及用药护理 9. 骨科专科护理品牌：康复训练指导、助行器使用 10. 关节置换术后并发症的预防、观察和处理 11. 术后健康教育及出院指导 12. 出院后电话随访方法
教学条件	1. 教学设备：计算机、网络、多媒体、自体血回输器、CPM 机、气压式血液循环驱动仪、半导体激光照射仪、心电监护仪等 2. 教学环境：网络教学平台、多媒体教室、情境模拟教室、医院等 3. 教师安排：每 30 名学生配备 1 名辅导老师 4. 学习资料：《外科护理学》骨科部分、《康复护理学》骨科部分、相关特殊检查流程及规范、护理技术操作光盘、《护理心理学》、骨科临床指南、医院规章制度与流程
教学方法与组织形式	1. 采取行动导向教学法、自主学习法、讲授与在线讨论法相结合的教学方法 2. 教师通过网络学习平台构建学习环境，通过任务引导学生自主学习，组织学生参加学习活动，指导学生完成学习任务，必要时提供面授辅导
教学流程	1. 教师对学习任务进行说明，学生明确学习任务 2. 学生网上自学文字讲义、教学课件、光盘、相关学习资料、阅读材料，完成本阶段练习题 3. 鼓励学生针对学习中的难点在网上提问，教师进行解答 4. 教师引导学生通过论坛分享一例骨关节炎患者的病例，讨论患者病情演变的经过、护理经验及教训 5. 教师对学生学习任务进行评价并反馈
学业评价	测评项： 1. 骨关节病基础理论知识 2. 提交的向骨关节炎患者讲解助行器正确使用、功能锻炼方法中的一项操作视频 3. 提交的骨关节炎患者的护理病历

专科疾病护理综合训练课业计划（十）

学习情境：子宫肌瘤专科疾病护理综合训练	学时建议：16 学时
工作情境描述	子宫肌瘤是女性生殖器官中最常见的良性肿瘤，多见于育龄妇女，其发病率为 20%~50%。妇科专科疾病全程优质护理综合训练是专科疾病全程优质护理综合训练的重要内容，典型工作情境是责任护士在妇科病房，以"患者为中心"，以"优质护理服务链"为主线，以"专科品牌护理"为特点，对子宫肌瘤患者实施从入院至出院的全程优质护理活动

学习任务	从临床实践工作中选出一例子宫肌瘤患者的真实病例，完成一份护理病历，总结该患者护理中的经验及教训，并提出改进措施。在专科实践中，对患者进行妇科腹部手术备皮、阴道冲洗专科护理
与其他学习情境的关系	子宫肌瘤全程优质护理是学习情境中较综合的一种，涉及全麻围术期护理、腹腔镜手术术前及术后护理、阴道准备、阴道出血观察护理、管路护理等妇科护理内容。子宫肌瘤行腹腔镜手术术后及并发症，可应用于其他学习情境的并发症的观察和护理
学习目标	完成本学习任务后，学生应当能够根据子宫肌瘤全程优质护理流程和实施方案等对子宫肌瘤患者实施护理。具体包括： 1. 入院时，能正确应用专业的评估表进行跌倒、压疮、生活自理能力、阴道出血的评估 2. 术前能够为患者讲解子宫肌瘤疾病知识、常用检查意义和检查前后注意事项、常见手术方式 3. 术后能够观察生命体征、病情变化、并发症并正确处理 4. 术后能够协助患者早期床上和下床活动，协助患者恢复自理能力 5. 能够指导患者完成缓解腹腔镜术后肩痛的活动 6. 能够为患者讲解术后用药、饮食、活动等健康教育知识、出院指导 7. 能够在患者出院后完成术后电话访视
学习内容	1. 入院评估的评估工具及应用 2. 子宫肌瘤疾病症状护理方法 3. 常用检查意义和检查前后注意事项 4. 子宫肌瘤常用手术方式 5. 阴道擦洗操作的方法 6. 术后观察内容及处理方法等 7. 术后协助患者早期床上活动及下床活动方法 8. 术后自理能力评估及协助恢复自理能力方法 9. 子宫肌瘤的专科护理品牌：腹腔镜术后肩痛的护理 10. 子宫肌瘤术后并发症的预防、观察和处理 11. 术后健康教育及出院指导 12. 出院后电话随访方法
教学条件	1. 教学设备：计算机、网络、多媒体、会阴体模型、心电监护仪等 2. 教学环境：网络教学平台、多媒体教室、情境模拟教室、医院等 3. 教师安排：每 30 名学生配备 1 名辅导老师 4. 学习资料：《妇产科护理学》子宫肌瘤部分、护理技术操作光盘、《护理心理学》、子宫肌瘤临床指南、医院规章制度与流程
教学方法与组织形式	1. 采取行动导向教学法、自主学习法、讲授与在线讨论法相结合的教学方法 2. 教师通过网络学习平台构建学习环境，通过任务引导学生自主学习，组织学生参加学习活动，指导学生完成学习任务，必要时提供面授辅导

教学流程	1. 教师对学习任务进行说明，学生明确学习任务 2. 学生网上自学文字讲义、教学课件、光盘、相关学习资料、阅读材料，完成本阶段练习题 3. 鼓励学生针对学习中的难点在网上提问，教师进行解答 4. 教师引导学生通过论坛分享一例子宫肌瘤患者的病例，讨论患者病情演变的经过、护理经验及教训 5. 教师对学生学习任务进行评价并反馈
学业评价	测评项： 1. 子宫肌瘤基础理论知识 2. 提交的对患者进行妇科腹部手术备皮、阴道冲洗中的一项专科操作视频 3. 提交的子宫肌瘤患者的护理病历

毕业实训课程设计方案

毕业实训课程设计方案

课程名称：毕业实训
适用专业：护理学专业（专升本）
学时学分：16周，8学分

一、课程性质

毕业实训是护理学专业（专升本）培养方案的重要组成部分，是训练和检验学生综合学习成果的关键教学环节。本课程在基于十二项典型工作任务课程学习的基础上，通过综合病例引导并训练学生运用所学专业知识和技能解决临床护理工作中较复杂的任务，来培养学生独立思考能力、协作能力、沟通能力、合作能力、职业素养等综合职业能力。

二、课程目标

经过毕业实训教学环节的训练后，学生的综合实践能力能够逐步达到临床护理的较高水准要求：能够将专业理论与实践相结合，综合运用学习的方法和技巧，应对疑难复杂患者的护理，解决或完成工作中的复杂任务；具备临床护理教学的基本素质，使临床护理教学与临床护理实践相结合，提升临床教学和带教能力；能够运用管理理论和工具发现问题和解决问题，保障临床护理质量；通过实训教学后提升学生的学习能力和主动学习意识。

三、实训内容

学生在毕业实训期间，基于岗位工作任务完成患者的整体护理，提交一个典型的综合病例，并围绕病历完成以下任务，要求如下：

1. 书写一份病例。
2. 书写一份基于病情变化的个性化护理计划。
3. 开展与病例相关的临床教学活动。
4. 结合病例进行教学考点的深入思考活动，写出教学考点并解析。

四、相关说明

（一）教学方法与组织形式

1. 师资遴选

建立《北京大学医学网络教育学院毕业实训专业指导教师选聘标准》，学院组织对参与教学过程中的专业指导教师进行聘用及统一培训。学生自主选择所在医院专科具有一定带教能力的临床辅导教师，由专业指导教师与临床辅导教师共同完成实训辅导过程。

2. 实训组织过程

学院毕业实训专业指导教师对实训内容及要求进行说明，并对综合病例的难度及风险进行解析。学生明确学习任务后，应先制订实施毕业实训的计划。在整个实训期间，学生应复习十二项典型工作任务的相关内容，并在专业指导教师及临床辅导教师的指导下按毕业实训要求完成实训任务。其中，实训过程中的表现由临床辅导教师按照学院的评分标准进行评分，填写鉴定意见；学生毕业实训作业将由学院组织专业指导教师按照评分标准进行评分。学院根据学生提交作业的情况，利用网络平台优势采取半结构访谈形式调查学生毕业实训过程中的教学、组织等各方面的表现和能力。

（二）教学评价

注重强调学生的自主、参与和探究，注重过程性、表现性和发展性评价，关注学生个体差异。借鉴临床对护理人员完成工作任务的评价内容和方式，设计评价考核。加强对学生毕业实训环节的考核，注重对学生专业能力、独立思考能力、沟通协作能力、分析推理能力及教学能力等综合能力的全面评价。学生在完成毕业实训综合病例任务过程中，接受专业指导教师的个性化指导，不断通过实践进行自我检查、反思和评价，以学生自评、专业指导教师评价为主，积极引入临床辅导教师参与评价。

评价方式：学生自评、临床辅导教师评价及专业指导教师评价相结合，通过综合病例完成过程中的表现全面评价学生。主要评定点见下表：

毕业实训综合评价表

序号	评分要点	考核说明
1	毕业实训计划	学生根据毕业实训教学要求拟订实施计划
2	临床典型病例	学生基于岗位工作任务书写一份病例
3	临床护理计划	学生针对病例中病情的动态变化书写个性化的护理计划，并附全文参考文献3~5篇
4	病例相关知识点	学生需要结合病例进行教学考点的深入思考活动，出5道多选题，并对题目进行解析
5	临床教学活动	学生从病例的某一方面选题开展专题讲课或制作健康科普视频。讲课要制作PPT讲义，时间10~15分钟；健康科普视频时间为5分钟。要求有理论，有方法，图文并茂
6	毕业实训鉴定表	毕业实训期间的综合表现，包括态度及认真程度等
7	个人成长档案袋	学习期间发表的论文、外出学术活动授课邀请函、院级及以上获奖证书等，作为加分项目

（三）教学参考资料

专业书籍：十二项典型工作任务中所涉及的参考书籍。

相关资料：护理学专业毕业实训手册、医院工作制度、规范、标准等。

后记

后 记

北京大学医学网络教育学院从 2001 年开展护理学专业远程教育以来，结合行业发展和学生需求，对护理学专业专升本教学计划进行了多次调整，但仅限于个别课程的增删，课程内容与工作任务关联度低，学生学习兴趣不高，学习效果不好。随着远程教学实践的深入开展，我们对护理行业的认识、对成人学习特点的认识以及对远程教育规律的理解越来越深入，发现原有的课程体系存在诸多需要修订的地方，需要进行系统的调研和改革，才能适应当前社会发展以及行业和在职成人学习的需要。2010 年年底，学院制订"2011 年—2013 年发展规划纲要"，其中提出了构建开放的、更加实用和便捷的适合远程医学教育学习特点的教与学的模式，启动了基于岗位的课程体系改革。

2011 年底，学院成立了护理学专业教学改革课题组。课题组在分析原课程体系的同时，进行了大量的文献调研、学生调研和行业调研，发现要满足在职成人学生需求及行业发展就要对课程体系进行整体改革，既要解决教什么的问题，又要解决怎么教的问题。如何对课程体系进行改革？调研后发现远程教育领域没有可借鉴的方法，全日制院校对单门课程教学内容改革研究的较多，对于课程体系的改革研究较少，仅有个别院校采用能力本位课程改革方法。课题组考虑能力本位课程改革方法能满足学院的改革目标，可以尝试用这种方法进行改革，但由于培养对象不同，在改革中还要考虑我院学生的需求。随后，课题组对护理岗位能力进行了大量的文献调研及行业调研，形成了能力框架，但在能力转化成教学内容过程中，我们很难找到科学的方法及理论依据。

在远程教育领域、全日制院校寻求方法无果的情况下，课题组考虑能力本位教育课程开发方法源于职业教育，是否可以找职业教育方面的专家来解决我们的难题？之后，课题组拜访了北京师范大学职业与成人教育研究所所长赵志群教授，正是这次拜访，让我们找到了适合远程在职成人特点及职业发展需要的课程体系开发方法——基于典型工作任务的课程开发方法。护理学专业课题组在赵志群教授的指导下，在多位临床实践专家参与支持下，广泛征求多方面专家的意见，形成了这套以临床岗位需求为导向、遵循职业成长发展规律、符合远程在职成人需求的护理学专业课程体系及课程标准。

从改革启动到形成这套课程标准，课题组经历了三年多的探索，一路走来遇到了很多挫折和挑战，但幸运的是，我们得到了各界人士的指导、支持与帮助。

感谢北京师范大学职业与成人教育研究所所长赵志群教授的一路亲临指导，没有赵老师的指导与帮助，我们很难达成现在的成果。感谢一直陪伴我们改革的临床实践专家薄雅萍老师、张建霞老师、童素梅老师、李明子老师、安立芝老师、王莉芳老师、李晶老师对典型工作任务及课程标准的一次次修改与完善。

感谢北京大学医学部副主任王维民教授、北京市医院管理局医疗护理处陈静处长、北京大学护理学院姚景鹏教授、国家开放大学蒋国珍教授、北京大学护理学院院长郭桂芳教授、协和医科大学继续教育学院院长何仲教授、北京大学护理学院副院长孙宏玉教授、首都医科大学护理学院王艳玲副院长、中国人民解放军总医院原护理部主任博士生导师王建荣教授、北京大学人民医院护理部副主任张海燕、北京大学第一医院护理部教学护士长李利、北京大学第三医院护理部教学护士长庄小萍 12 位专家在课程体系论证会上提出的宝贵意见及指导建议。

感谢四川大学华西护理学院前院长李继平教授、中南大学护理学院院长唐四元教授、上海第二军医大学护理学院姜安丽教授、中山大学护理学院前院长尤黎明教授及现任院长谢文教授等学科专家针对典型工作任务课程开发能否达到护理专升本层次培养目标和要求提出的意见和反馈。

感谢中华护理学会应岚秘书长、首都医科大学护理学院吴瑛院长、北京大学第一医院护理部丁炎明主任、北京大学第三医院护理部张洪君主任对护士核心能力调查问卷提出的修改意见及建议。

感谢来自北京大学第一医院、北京大学人民医院、北京大学第三医院、北京大学第六医院、北京肿瘤医院、协和医院、中国人民解放军总医院、北京友谊医院、中日友好医院、空军总医院、海军总医院、首都医科大学北京口腔医院、德胜社区卫生服务中心、北京老年医院、宣武医院、海淀医院、航天中心医院、海淀妇幼保健院、良乡医院、积水潭医院、二炮总医院、北京妇产医院、中国医学科学院肿瘤医院、民航总医院、仁和医院、大兴区医院、999急救中心、中医骨伤医院、北京京煤集团总医院等医院的医护人员在行业调研阶段给予的宝贵意见及建议。

最后，感谢学院高澍苹院长、张海澄副院长等高层领寻的高瞻远瞩和对护理学专业改革的大力推动，感谢学院技术支持部门、资源开发部门以及学生支持部门对护理学专业改革的支持、理解与帮助。

本套课程标准及课业计划已经有三个班级近百名学生在学习，课题组及任课教师在教学实践过程中，总结经验教训，不断地对课程标准及课业计划进行修改及完善。由于认识水平所限，本书难免存在不足之处，恳请各位读者谅解并给予批评指正！

北京大学医学网络教育学院护理学专业教学改革课题组